瑜伽提斯創始人

唐幼馨 著

瑜伽提斯

修復

U0033369

唐幼馨教你如何

正確與肌、筋、骨對話，

好好伸展、調整到位，

徹底解決駝背、脊椎側彎、

骨盆前傾、肩頸痠痛、

媽媽手、關節疼痛、過勞、

憂鬱、壓力、失眠等

55個陳年問題

常常生活文創

推薦短語

（依姓氏筆劃排列順序）

可藍 Colleen wei ｜ 知名模特兒、藝人

老師一直以來都是讓人感到放心且專業，致力於瑜伽的美好。很喜歡老師的解說及教學，清楚明瞭又好理解，跟著做起來就對了！恭喜老師又出了一本寶典，不珍藏真的不行！

林頌凱 ｜ 聯新國際診所院長

瑜伽提斯是高效優雅的運動，非常適合現代人從事，除了體型雕塑，在紓解壓力、預防老化、減少疼痛方面更有多重的效果。只要有做、做對、持續做，就會有明顯的效果！唐幼馨老師創辦瑜伽提斯、推廣瑜伽提斯、升級瑜伽提斯，讓數以萬計的民眾因此而受惠，協助民眾享受健康而且高品質的生活，唐老師的精神令人感動。本書分享了唐老師一路走來的心路過程，也巧妙帶入運動科學的概念，讓讀者用簡單的方式理解、用生活的方式運動、用呼吸的方式健康。值得大力推薦！

邱顯峰 ｜ 瑜伽哲學名師

正確的瑜伽鍛鍊對身心靈幫助很大，但是不當的鍛鍊則可能造成傷害。唐幼馨老師有著多方面的練習經驗，又有著深厚的專業素養，在瑜伽教師的培訓上更是經驗豐富。在此特別推薦她的新作《瑜伽提斯損傷修復全書》給大家。

范育禎 ｜ 前非凡電視台新聞主播

因製作電視新聞的健康專題，跟幼馨老師認識多年。幼馨老師總是能針對每集不同的健康議題，設計出最適合的瑜伽動作。淺顯易懂的教學方式，讓即便是初學者，也能跟著幼馨老師的動作，改善身體狀況，輕鬆踏進瑜伽世界。

高堯楷醫師 | 養氣·神隱中醫

　　唐幼馨老師是我在上海認識的朋友，一開始我覺得她可以在數百人的演講台上帶領大家呼吸瑜伽，覺得這個人很有內容，但想想緣分可能也僅限於此。沒想到回台灣後竟然又因為朋友的關係，在現實生活中真的變朋友了，覺得很有趣。唐老師的瑜伽功力是經過很多場次考驗過的，一定是值得大家仔細體會跟學習的好書。

曹昭懿 | 前台大物理治療系主任

　　幼馨在我的眼中，一直是敬業的老師、認真的學生；總是學無止盡的吸收新知，又不厭其煩地傳播她身受其惠的瑜伽提斯。而我，隨著自己從物理治療到瑜伽、彼拉提斯、瑜伽提斯的體會日多，看著她的書，從「就是本看圖說話的工具書」到「嗯！有道理」，一路的跟著她成長。

　　這本新書無論是對一個想要進一步了解瑜伽提斯的讀者，或是想要運用瑜伽提斯解決自身不適的大眾，都是非常有幫助的，謝謝幼馨與出版社的努力。

葉樹姍 | 資深媒體工作者

　　唐老師教導瑜伽的聲色非常溫婉，如同她柔軟的身段；唐老師貫徹瑜伽的意志非常堅定，如同她緊實的肌肉。

愛愛 Love | 高人氣時尚美妝部落格暢銷書作家

　　真心覺得跟唐老師認識瑜伽之後，每次上課的時候，身體感覺被充滿了電，而心情都非常的愉悅平靜，是一種身心靈完全被療癒到的感覺啊，謝謝唐老師。

自序

與我一起在健康的
道路上同行

一眨眼，快三十年了，就在心流的流動下滑過了我的瑜伽歲月。

回想起與瑜伽的初遇，始於一個起心動念：「不要再痛了！」

曾經，從最愛的舞動中感受到不同的傷。為什麼？心裡的喜悅總是要伴著身體的痛，我唯一的願望只有問著老天：「可不可以讓我身心快樂的舞動？」

當我04年出版了第一本書，出版社問我，你是瑜伽還是復健運動，我回答：「瑜伽提斯吧！」

於是《天天都要瑜伽提斯》就誕生了！我似乎已經從一名傷痕累累的舞者蛻變成一名瑜伽與彼拉提斯老師，感謝我生命的每個過程，甚至，感謝我身體的每一個痛。

當時，我從美國研究所回來，第二天就進了萬芳醫院復健科工作，有一種直覺，我的生命將要展開身心療癒的路。

我很喜歡發呆，因為常常被一種感覺引導，進入了一種自我的身心停留，就像學生時期學過許多肢體練習，例如：亞里山大技巧、費登魁斯，也學習過不同的現在舞：莎葛萊姆、保羅泰勒、李蒙荷西等，當然更多是芭蕾舞、古典舞等。

我喜歡一個人靜靜地、慢慢地，在一個姿勢上停留很久，研究一下，手伸長的時候，脖子延伸的感覺，胸口打開來的空間，甚至，眼神看出教室的範圍。但是，關節天生較鬆的我，雖然看似柔軟度好，但只要過度的練習或過大的爆發力就造成自己一身是傷，或許我就是一個適合「慢慢」的人吧！

直覺讓我走向療癒。

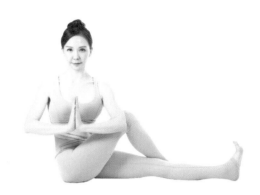

　　因為我自己需要療癒，也不斷地看到身旁的人也需要療癒。我不停地在學習檢討如何讓身心更健康，為此上過許多醫學院的進修，更參加過許多身心靈的課程。

　　這是我出版的第十九本書，本書結合許多實際經驗與理論，用最簡而易懂的圖文書表達出來，第二章節將每個常用的體式一一清楚地描述，包含功能、呼吸、動作的步驟、運用的重點筋膜，以及脈輪的主要歸屬；第三章節則列舉出60個常見的不適，例如：矯正體態──圓肩、駝背、脊椎側彎；雕塑身材──小腹突出、腰間贅肉；改善慢性疼痛與老化──肩頸痠痛、膝關節疼痛；代謝排毒──久坐水腫、靜脈曲張，甚至精神與心理層面的課題，都將讓您的身體達到自癒的效果。

　　希望分享給想要讓生命更美好的您！

　　感謝我生命中的每位良師益友，感謝我的家人和支持我的學生們，讓我持續的走在這條道路上。有些人必須經過千迴路轉才能在此生找到一條生命的道路，我卻非常幸運的在開始就找到了，而且正在開心並健康的走著。

　　願您翻開我的書能夠有所獲得，更願從此刻起，我們一同在健康的道路上同行。

　　Namaste!

目錄

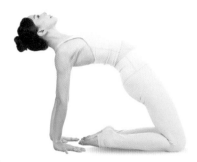

- 推薦短語　　002
- 自序　與我一起在健康的道路上同行／唐幼馨　　004

CHAPTER 1
認識
瑜伽提斯

- 瑜伽提斯的起源與定義　　014

瑜伽的起源與應用　　014

彼拉提斯的起源與應用　　015

當瑜伽遇上彼拉提斯　　018

- 瑜伽提斯的執行原則　　019

呼吸原則　　019

中軸正位　　022

核心穩定　　023

肩胛關節安定　　023

骨盆帶穩定　　024

下肢排列　　025

骨盆底肌原則　　025

動作 025

肌群控制 026

心靈 026

• 瑜伽提斯的應用原則 027

核心肌群 027

主要筋膜 028

脈輪 031

• 瑜伽提斯的功能與好處 035

矯正體態與姿勢 035

雕塑身材 036

提升運動表現、預防和
修復運動傷害 036

減輕慢性疼痛、延緩老化、
改善及預防肌肉骨骼退化 037

促進代謝排毒、增加燃脂效率 038

提振精神、舒緩心理症狀 039

• 瑜伽提斯入門資訊 040

適用族群 040

運動配備和挑選重點 042

輔具介紹 043

注意事項 046

瑜伽提斯常見問題 046

CHAPTER 2
瑜伽提斯──
脈輪 × 動作篇

• 海底輪 050

鷹式 051

山式 054

樹式 056

幻椅式 058

戰士一式 060

戰士二式 062

戰士三式 064

舞者式 066

• 生殖輪 068

三角式 069

蓮花式 072

束角式 074

新月式 076

鴿式 078

牛面式 080

旋轉頭碰膝式 082

坐角式 084

• **臍輪** 086
　聖人馬里奇 087
　弓箭扭轉式 090
　美人魚式 092
　虎式 094
　船式 096
　平板式／棒式 098
　半魚王扭轉 100
　倒膝 102
　百式 104
　鋸式 106

• **心輪** 108
　輪式 109
　太陽呼吸 112
　掌心交替旋轉 114
　蛇式 116
　金剛坐後彎 118
　反向戰士式 120
　駱駝式 122
　弓式 124

• **喉輪** 126
　Ujjayi 呼吸法 127
　犁式 128
　獅子式 130
　頸部伸展 132
　開胸推頭 134
　魚式 136
　肩倒立 138
　八肢點地 140

• **眉心輪** 142
　靜坐 143
　孩童式 144
　前彎／前屈 146
　雙角式 148
　下犬式 150
　坐姿前彎 152
　貓牛式 154

• **頂輪** 156

頂輪視覺化冥想 157

站立祈禱 158

手倒立 160

兔式 162

頭倒立 164

癱屍式 167

CHAPTER 3
瑜伽提斯
動作序列

• **矯正體態／姿勢** 170

圓肩 171

翹腳 172

姿勢歪斜 173

駝背 174

脊椎側彎 175

骨盆前傾 176

膝蓋不正 177

烏龜頸 178

頸椎／背部僵硬 179

10 分鐘密集修復課程 180

20 分鐘中等修復課程 181

30 分鐘紓緩修復課程 182

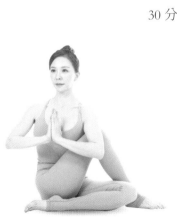

• **雕塑身材** 184

燃脂 185

小腹突出 186

腰間贅肉 187

手臂蝴蝶袖 188

美胸／消除副乳 189

臀部鬆弛 190

大腿內側贅肉 191

蘿蔔腿 192

美背 193

瘦臉 194

10 分鐘密集修復課程 195

20 分鐘中等修復課程 196

30 分鐘紓緩修復課程 197

• **運動表現** 199

強化核心 200

平衡感 201

柔軟度 202

穩定度 203

協調性 204

延展性 205

持久度 206

專注力 207

拉筋 208

修復平衡 209

10 分鐘密集修復課程 210

20 分鐘中等修復課程 211

30 分鐘紓緩修復課程 212

• **慢性疼痛與老化** 214

肩頸酸痛 215

媽媽手 216

下背痠痛／疼痛 217

肌肉退化 218

膝關節疼痛 219

腰部痠痛 220

骨骼退化 221

10 分鐘密集修復課程 222

20 分鐘中等修復課程 223

30 分鐘紓緩修復課程 224

• **代謝排毒**   226

  久坐水腫   227

  靜脈曲張   228

  脹氣／消化不順   229

  胸悶   230

  肝臟排毒   231

  泌尿迴圈   232

  淋巴排毒   233

  甲狀腺症狀   234

  10 分鐘密集修復課程   235

  20 分鐘中等修復課程   236

  30 分鐘紓緩修復課程   237

• **精神／心理層面**   239

  過勞   240

  憂鬱   241

  壓力   242

  失眠   243

  缺乏自信   244

  10 分鐘密集修復課程   245

  20 分鐘中等修復課程   246

  30 分鐘紓緩修復課程   247

CHAPTER **4**
瑜伽提斯
修復補給站

• **瑜伽提斯生活與飲食建議** 250

  慢活，覺察自己的需求   250

  脈輪╳香氛   252

  飲食以清淡、方便為主   253

• **運動與飲食計畫表**   254

  運動建議   254

  飲食計畫表   255

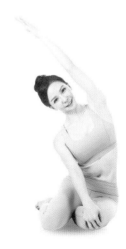

CHAPTER 1

認識
瑜伽提斯

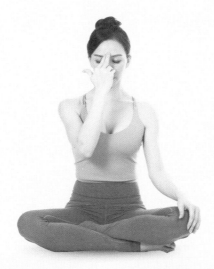

瑜伽提斯的起源與定義

- 瑜伽的起源與應用
- 彼拉提斯的起源與應用
- 當瑜伽遇上彼拉提斯

瑜伽提斯的執行原則

- 呼吸原則
- 中軸正位
- 核心穩定
- 肩胛關節安定
- 骨盆帶穩定
- 下肢排列
- 骨盆底肌原則
- 動作
- 肌群控制
- 心靈

瑜伽提斯的應用原則

- 核心肌群
- 主要筋膜
- 脈輪

瑜伽提斯的功能與好處

- 矯正體態與姿勢
- 雕塑身材
- 提升運動表現、
  預防和修復運動傷害
- 減輕慢性疼痛、延緩老化、
  改善及預防肌肉骨骼退化
- 促進代謝排毒、
  增加燃脂效率
- 提振精神、舒緩心理症狀

瑜伽提斯入門資訊

- 適用族群
- 運動配備和挑選重點
- 輔具介紹
- 注意事項
- 瑜伽提斯常見問題

瑜伽提斯的起源與定義

瑜伽的起源與應用

瑜伽的歷史悠久，已經有幾千年的歷史，最早可追溯到公元前 5000 多年，而近代約在 2003 ～ 2014 年逐漸風行，當時，人們希望找到較養生的運動方式，因此有不少人開始慢慢了解瑜伽，以及瑜伽的精神。

我從四歲開始學習舞蹈，一路練習到國光藝校舞蹈科、文化大學舞蹈科系。這種肢體練習對於不懂得控制與保養身體的人，是一種危機。例如：小時候的老師要我們做後彎下腰，年紀還小的我，根本不知道怎麼延展脊柱與核心控制，往往只是極力的向後，讓雙手抓住腳踝，甚至用力將雙腿伸直，導致身體受傷了也不自覺。

以前沒有人在講核心，所以不知道核心肌群是什麼，對於一個舞者來講，就只有一個字「練」。所以，身體很容易在練習的過程中，磨損、變形，甚至造成肌肉撕裂傷、扭傷、挫傷都是常見的事情。長期累積造成身體不適，讓我告訴自己，大學畢業後應該要想個辦法，找到真正可以改善身體的健康方式。

大學時期，我希望可以當一名舞者，真正站到國際舞台上，但醫生告訴我，我的身體已經嚴重損壞。那時候的我，星期一、三、五要看中醫；二、四、六要看西醫，透過電療、水療、扎針、包藥等外力維持我的身體運作。每個醫生都告訴我要休息，但是，我覺得沒有任何醫生真正瞭解我的身體。

就像很多的肢體工作者，例如：運動員、舞蹈老師、瑜伽老師，甚至是以教導拳擊和體適能維生的老師而言，休息等於自斷生路，對我們來說，身體是不可以休息的。但相對而言，我們比較知道如何調養身體，就像車子都需要定期保養般，要讓身體維持能量是有方式的，只是以前都不懂。

開始學習瑜伽後，舉凡哪邊有好的老師，我就會飛過去學習。在這期間裡，我發現每位老師都有自己的特色，這也意味著，瑜伽發展至今已經有許多派系，包括傳統的勝王瑜伽（Raja yoga）、王者之王瑜伽（Rajadhiraja yoga）、知識瑜伽

（Jnana yoga）、行動瑜伽（Karma yoga）、禪那瑜伽（Dhyana yoga）、虔誠瑜伽（Bhakti yoga）、梵咒瑜伽（Mantra yoga）、拙火瑜伽（Kundalini yog）、深定瑜伽（Laya yoga）等，而現在普及的哈達瑜伽（Hatha yoga）更是一切肢體動作瑜伽的延伸，有些偏向流動、有些偏向沉靜，包括各種延伸的派別，如：熱瑜伽、空中瑜伽等。瑜伽種類琳瑯滿目，然而，真正的瑜伽到底是什麼？

除了肢體練習，我開始探索古印度瑜伽、學習 Ayurveda、脈輪等。我發現瑜伽的許多層面很吸引人，對於身心靈都有很大的幫助。我的個性其實是萬法同宗，並非喜其中一種流派就一輩子只做這件事情。例如：我去上了某派別的瑜伽課程，課程結束時，學員必須發誓以後不會再教別的瑜伽，於是我就不去考試了。對我而言，我喜歡這個瑜伽課、喜歡這種教學方式，而我也進修這種課程，但是我並不認為從此只能教授或信奉此種瑜伽。

我認為向每位老師學習和經歷都很珍貴，我會到處尋求新知，看到物理治療課程、肌動學、甚至是醫學院的解剖課，我都會去上。這些經驗對我而言很特別，可以向大體老師學習，感受身體每一寸肌肉與筋膜，這些肌肉回到人體來說就是肌肉動力學的應用。

彼拉提斯的起源與應用

一直到研究所，我才到國外讀運動管理，我就讀的學校及科系偏向醫療護理，有很多彼拉提斯的課程，也有舞蹈系。所以，我會旁聽一些課程，也發現他們的舞者有研習彼拉提斯的課程，或是上瑜伽課程。對我來說，大學期間有時會被學姊叫去教瑜伽，但我對真正的瑜伽不是很了解，也沒有拿到所謂的國際認證。在國外時，看到同學們的課程如此豐富、多元，不僅是練舞，我開始思考為什麼大多數台灣的舞者及肢體工作者都不知道如何與自己的身體溝通？

那個年代的台灣，幾乎沒有老師在教彼拉提斯，屬於剛起步的階段，甚至到現在，許多人對於彼拉提斯的印象還是練到脖子痛、肚子痠。核心和腹直肌其實是兩件事，大部分的人不知道如何訓練核心和腹肌，於是就一直做類似仰臥起坐的動作，最後脖子變得又粗又痠。

2002 年，我開始接觸到彼拉提斯是在一間二手書店，我看到一本伸展的原文

書被隨意擺在地上，當時我正在尋找什麼樣的運動可以療癒身體的傷，因為受傷真的很痛苦，對於舞者而言這是沒有未來的感覺。當我看到那本書時，以為是在介紹伸展，那時候的我已經在教瑜伽，只是沒有經過系統的方式學習，我看到這本彼拉提斯的書覺得還蠻特別的，所以我就開始翻譯。

　　當時在唸研究所的我居然把這本書翻譯完了，我每天翻譯一點，越看越有心得，越看越有信心，覺得這個運動很神奇、很有興趣，這樣的運動才是我要的。

　　回到彼拉提斯的動作，我去上課時做了一個需要躺下來的剪刀動作，對我而言，剪刀可以做到 180 度，老師卻說幅度不用太大，因為人體關節可以活動的範圍根本沒有這麼大，這樣反而是在甩腿，容易失去核心穩定甚至傷到髖關節。我聽到時嚇了一跳，其實，我的髖關節已經損壞和變形，連劈腿都是用甩的，因為練舞時老師說要把腳尖勾起來、腳趾頭要朝向自己的眉心，感覺像是動作要很有勁，我甚至可以從後方用腳尖碰到自己的下巴。

　　如今聽到彼拉提斯的老師這麼一說，我才驚覺原來動作不是大、向外、漂亮就好，而是要在完全控制的狀態下動作，幅度不需要很大，只要控制在某個角度就好。這個角度需要停留，因此對我而言很痠，需要使用很多深層的肌肉。

　　這瞬間我突然驚覺，運用這麼多年的身體，但是深層肌肉和小肌肉卻都是睡著的狀態，我都是用蠻力在練習，所以，我以前的身材和腿型大約是現在的兩倍、二頭肌是方的、很寬，四頭肌很大塊。

　　當時，我心想自己這麼壯，身體又受傷，這些年來到底在做什麼？甚至一直感到全身痠痛，所以一直在尋找解決辦法，包含研究所的論文都是在探討彼拉提斯和塑身的關係。

　　我希望可以探討如何擁有纖細的線條，因此做了一個實驗，找了一群不運動的女生，這群女生因為練習彼拉提斯而改變了身體的線條，這讓我更有信心。論文原本是要推翻自己的論點，我的假設原本是她們的身形不會改變，甚至是變得更壯，沒想到卻是變得緊實而修長，因此，我心想也許這個運動就是我要的。

　　此外，彼拉提斯更大的附加價值在於關節的穩定性以及身體的正位。其實，每個運動都在強調正位，但是誇張的動作經常讓身體的位置都跑掉了，我們會忘記身體原本的位置。

　　舉例來說，瑜伽也是從正位開始，隨著練習的過程動作越來越誇張，進行下

犬式甚至可以讓身體貼在地板上，但是這些動作的源頭還是正位，只是因為空間足夠、可以讓胸口貼到地板上，很多人沒有看到過程，便一味地認為這樣才是正確的。這麼一來，會導致肩關節過度伸展、負擔太重，我認為彼拉提斯的觀念非常好，這正是我要的運動，它不只能夠修飾女性身材，更有助於穩定關節。

許多人會下背疼痛，尤其在靠近薦椎與骨盆的連結區，屬於薦髂關節（SI Joints）的範圍，或腰椎受傷、小面關節的不適等，疼痛的原因通常是不會運用深層的小肌肉。有些人跟我說他們的骨盆會痛，後來練了彼拉提斯就不痛了；也有人表示原本鬆動的骨盆和關節，練完彼拉提斯以後都變窄了；或者是肩關節受傷的人，練完彼拉提斯發現手臂變得修長，肩膀也不痛了。這些附加價值讓我感到很神奇，原來彼拉提斯可以療癒身體的傷。

隨著時間過去，它讓我忘卻自己的身體原來受過這麼多傷。這些傷的好轉對我來說是很感動的過程，因為它改變我的生命歷程。

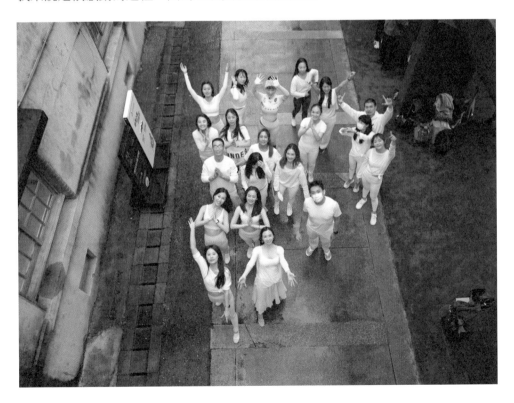

當瑜伽遇上彼拉提斯

在醫學領域方面，我認為將瑜伽和彼拉提斯結合，彼此的方式是相近的，而且很實用與療癒。當然還包含哲學的部分，我會進修很多相關課程，甚至聆聽達賴喇嘛上課，好像追星般追隨大師的哲學。我甚至到印度 bangalore，參加 Sri Sri Ravi Shankar 大師的課程，曾經有 250 萬人在 bangalore 機場一起練習呼吸法。老師每天晚上都會講經說法，許多一言以蔽之的話讓人覺得很感動，我才發現原來瑜伽是如此寬廣，無論是在醫療、哲學、甚至是身體的肢體運用層面都是學無止境。

對我而言，這些都是很珍貴的學習經驗，我認為 Fusion（結合）是很好的觀念，許多東西都是可以結合的。2004 年，我在萬芳醫院工作時有出版社前來洽談，希望可以出版與健康相關的運動書籍，思考過後我提出瑜伽結合彼拉提斯的想法，於是出版一本標題名為《天天都要瑜伽提斯》的著作。

我的個性比較緩慢，現在人的步調太快、訊息量太多，我實在不大適應。我喜歡慢活，讓自己留白，才會有空間自我療癒。因此，首要選項是緩慢、療癒的運動，恰巧瑜伽和彼拉提斯都符合。前者是比較有靈性、冥想、呼吸、甚至更深層的意念指導與動作運用；後者則是屬於精準、深層、關於意念的連結，「瑜伽提斯」便如此誕生。

這樣的契機讓我被視為台灣第一位將瑜伽和彼拉提斯結合的人，當時的起心動念是希望找到一個適合現代人的運動方式。現代人的生活很忙，若是可以在同一時間獲得兩種運動的好處，這樣不是很好？再來就是每種運動都有各自的去蕪存菁，我幫學員整理好，需要練核心就真的練到核心，需要練腹肌就訓練真正的腹肌，不要牽扯到其他的肌肉，因此角度和姿勢很重要，甚至連老師的手法和技術都需要調整，於是我便開始從事師資培訓。

我在參加美國瑜伽課程的時候便發現系統性的學習是好的方式，學習的過程中，我從 RYT200、300、500 不斷累積，直到開始符合教學資格、最後累積到可以發證的資格，因此我的瑜伽教室是美國瑜伽聯盟的國際認定學校。自此我便開始不停培訓老師，希望以這樣的理念將健康的運動帶給更多的人。

瑜伽提斯的執行原則

瑜伽提斯的理念是獨一無二，縱使每個人的狀態不同，
也可以將以下介紹的十個瑜伽提斯原則套用在生活之中。

呼吸原則

　　呼吸指的就是瑜伽中的調息法（Pranayama），Prana 意指「能量」；Ayama 則是「延長」的意思。無論是瑜伽或彼拉提斯都很重視呼吸，最簡單的呼吸原則可以分為四種，分別是深、勻、慢、細。

　　學習將時間留給呼吸，特別是在深度吸氣與呼氣之間的轉換過程，可以稍微止息。止息指的不是憋氣，而是住氣，將氣體安住。吸氣時稍做停留，接著再呼氣，反之亦然。這個停留的過程在瑜伽中有許多含義，代表著源源不絕、生生不息、生與死的過程，因此每次的呼吸過程都很讓人感動。

　　瑜伽提斯的呼吸方式有很多種類，經常會根據個人的身心狀態來評估合適的方式，只要記得用力時呼氣、伸展時吸氣，其他時間自然呼吸即可。以下介紹六種呼吸法，包含一般場合以及瑜伽提斯常用的傳統瑜伽呼吸法。

橫向呼吸法（一般場合）

　　肺的旁邊是肋骨，肋骨架的英文是 rib cage，cage 代表鳥籠的意思，裡面裝著重要的物品，此處即為心臟、肺臟。若肋骨沒有包覆好，生命便會產生危機。當人體處於危機狀態或是高壓狀態時，周圍的肋間肌群會很緊繃。透過增加呼吸的寬度，利用肺將橫隔膜撐開、使兩旁的肋骨打開，目的是讓肋間肌群、前鋸肌等包覆在肋骨周圍的肌肉放鬆，帶動前

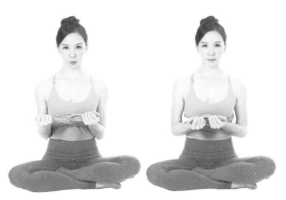

吐氣時，橫膈膜向上，肋骨回復
吸氣時，橫膈膜向下，肋骨擴張

後、左右、上下的空間。包含豎脊肌群、後背肌群都需要一起連動打開。因此，橫向呼吸法是為了讓空氣進入體內後有更多寬廣的空間。

腹式呼吸（一般場合）

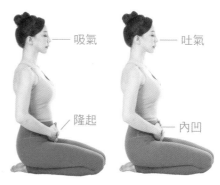

吸氣　　　吐氣

隆起　　　內凹

吐氣時，腹部內凹；吸氣時，腹部隆起

腹式呼吸較廣為人知，屬於深層意念與沉澱的呼吸法。大家都知道進入肺部的是空氣，穿越橫隔膜的是食道和靜動脈而不是氣管。所謂的「意沉丹田」指的氣體不是吸入的空氣，而是指瑜伽中的 Pranayama，意指將呼吸的能量延長。

左右鼻孔呼吸法

這種呼吸法是以脈輪為基礎發展，脈（Nadis）、輪（Chakra），右脈代表太陽、左脈代表月亮，利用左右脈進行調節，因此又稱為左右脈呼吸法。太陽帶有陽光與動力的感覺，過度會變成燥熱、急躁；月亮帶給人平靜與放鬆的感覺，過度會造成自卑與自閉。在瑜伽的世界，任何事情都強調過與不及、去除二元性、

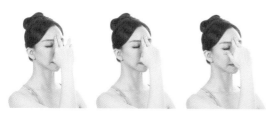

先壓住右邊鼻孔吸氣，再壓住兩邊鼻孔止息，最後壓住左邊鼻孔，用右邊鼻孔吐氣

沒有所謂的好壞。左右鼻孔呼吸法的執行方式是左邊鼻孔吸氣、止息、右邊鼻孔吐氣；接著換到右邊鼻孔吸氣、止息、左邊鼻孔吐氣，左右進行來達到平衡。這種方式是瑜伽提斯比較常用的傳統 Pranayama 呼吸法。

喉呼吸法／觀呼吸法（Ujjayi Pranayama）

將喉嚨深處的肌肉稍微收住，感覺像是將水管壓住使水噴得更遠。這種呼吸法比較飽滿，可以增加生命能量，屬於強化能量的呼吸法。單獨使用鼻子吸氣和吐氣，但是發聲處位於喉腔後方。

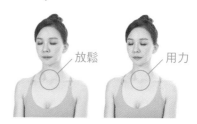

放鬆　　　用力

使用喉呼吸法時，可明顯看到喉嚨的用力情況

聖光呼吸法／拙火呼吸法（Kapalabhati Pranayama）

印度梵文「Kapal」是指頭顱或前額，「bhati」是光明、光亮的意思，所以 Kapalabhati 也稱為頭顱光明呼吸法，或是聖光呼吸法。通常建議一早起床空腹時練習，它可以刺激交感神經，促進血液循環，讓大腦甦醒。

聖光呼吸法主要是喚醒在體內沉睡的靈蛇，啟動每個脈輪的能量。

呼氣時，通過腹部前側肌肉的爆發向內，從肺中排出更多氣體。由多次快速呼氣組成，此呼吸可以讓一整天精神飽滿充滿活力。

蜜蜂呼吸法（Bhramari pranayama）

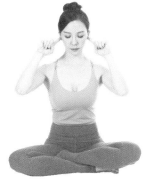

Bhramari 是印度黑色蜜蜂的意思，而蜜蜂呼吸法可以鎮定心緒，用來釋放焦躁，沮喪或憤怒。

進行時，可以運用手指堵住耳洞，讓顱腔產生共鳴，也可不用手而產生共鳴的狀況，運用震動的頻率平靜與穩定腦波與情緒，具有活化大腦、改善失眠、增加專注力等好處。

使用蜜蜂呼吸法時，可用手指堵住耳洞

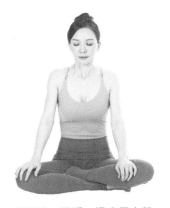

錯誤呼吸方式

聳肩、過度運用胸鎖乳突肌、斜角肌、提肩夾肌等肌群進行胸式呼吸，容易導致肩頸肌肉緊繃。建議使用腹式呼吸將氣沉丹田、使思緒得以沉澱、不急躁、肩頸不易痠痛。將胸部視為氣流的過程而不是終點，將時間留給呼吸，保持正確姿勢、速度緩慢、經常開胸，保持正向心態。

呼吸時，聳肩、過度用力等，反而會造成肩頸肌肉緊繃

中軸正位

身體包含四肢與中軸，可以進一步細分為四肢骨與中軸骨，既然人體屬於動態力學的生命，就應該以肌肉學與力學的角度來思考人體動作，學習如何保持中軸。

以空中瑜伽為例，如果中軸不正，執行空中瑜伽時就會晃動、偏離中心。若維持中軸穩定，便可以將搖晃的程度減少到最小。當身體處於正中間的位置時可以達到最省力的效果，也可以保持心情穩定愉悅。舉例來說，性情急躁的人走路時可能頭部會在身體前方，產生前傾的感覺。

瑜伽提斯對我而言最值得珍惜的收穫就是肢體與心理的連結，許多人剛開始接觸瑜伽提斯的時候，可能還沒有很多心理的概念，因此回到最基本的動作層面來看，身體的中軸很重要。如何保持身體對稱？骨盆是否有前傾或前移的現象？脊椎是否過直？走路方式是八字、偏移還是游移不定？

透過分析矢狀軸、額狀軸、垂直軸來了解身體軸面，如何可以使動作達到正位的效果。重點在於精準與安全性，如何省時、省力，以最有效率的方式讓身體運作。

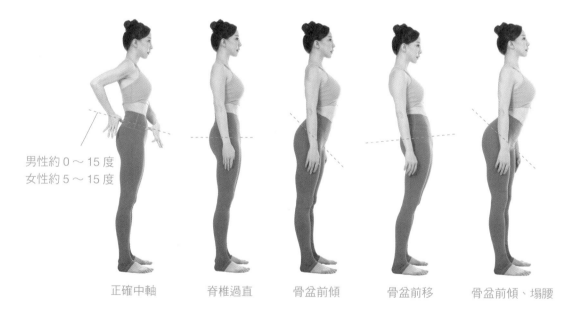

男性約 0 ～ 15 度
女性約 5 ～ 15 度

正確中軸　　　　脊椎過直　　　　骨盆前傾　　　　骨盆前移　　　骨盆前傾、塌腰

核心穩定

核心在國外的原名是 Power House，意味著一切力量的源頭都來自於核心。一般人認知的核心可能就是腹肌，然而主要的核心包含橫膈膜、骨盆底肌群、腹橫肌與多裂肌，就好像房屋一樣，上方是屋頂、底部是地基、左右是牆壁、中間是柱子。

核心的重要性包含支撐身體與協調動作，如何啟動核心是有一些方式的，鍛鍊核心時千萬不要練到肩頸痠痛。執行動作要保持核心穩定才開始，過程中要確保核心肌群穩定才能使身體軀幹穩固。因此如何啟動核心真正的力量，避免過度運用頸部肌肉也是彼拉提斯的重要原則。

肩胛關節安定

彼拉提斯的訓練重點除了核心以外，還有上半身的肩胛骨和下半身的骨盆。

肩胛骨就像是上半身的正位，許多人肩胛關節受傷、五十肩或是駝背都是因為肩胛骨的對位不正確。肩胛關節涵蓋的範圍很廣，包含肩胛骨、肩關節、肱骨、胸廓肩胛關節、肩鎖關節、鎖骨、胸鎖關節、胸骨，甚至相對應的肌肉群、胸椎、背部肌肉，例如：斜方肌、菱形肌、肩胛肌等造成肩頸不適的地方。

肩胛關節面剛好位在人體的偏上方，影響著頸椎的連動，身體的關節面只要有一處位置不正，其他部位都會跟著歪斜，這種比薩斜塔的傾斜模式一直向上延伸到頭顱會帶來很大的影響。特別是頸椎的第七節，這個部位與胸椎連結是身體很大的折點，經常產生烏龜頸、水牛肩、駝背、甚至產生上交叉症候群，反覆影響睡眠與生活。

因此肩帶區域的首要重點在於正位，次要則是找到肌肉的力量，才能正確的執行功能性運用。舉例來說，從胸口到手指的手臂線該如何達到平衡。肩胛關節安定討論的就是這些線狀肌肉的連結。

骨盆帶穩定

　　骨盆帶的範圍包含髂骨、髂前上棘（ASIS）、恥骨聯合、坐骨、髖關節、薦髂關節（SI joint），其中有許多重要的器官，特別是生殖系統與荷爾蒙的連結。女性如果希望抗衰老，照顧好子宮和卵巢是很重要的。

　　身體的每一個細胞其實都需要流動和方向，若是出口被阻塞則會產生病變，尤其是女性的子宮、卵巢部位，很容易衍生出疾病。因此將骨盆打開，維持其穩定性與柔軟度很重要。許多女性經常會有生理期疼痛或是不規律等症狀，原因可能來自於久坐、飲食屬性寒冷、骨盆長期受到壓抑，因此坊間有許多瑜伽課程是專門針對打開髖關節而設計，包含鴿式、束角式、分腿的雙角式等。

　　由於東方文化比較保守，許多人也許會不習慣將腿打開的動作，事實上這些動作很重要，它們會連動到大腿內側的脾、肝、腎經，對應到女性的子宮與卵巢，倘若這些部位很緊繃，血液循環會不好，因此需要找到骨盆腔的穩定性。

　　髖關節是很大的球窩關節（ball-and-socket joint），它與骨盆之間的關係很重要。倘若髖關節不靈活，便會直接影響到骨盆的位置，產生骨盆前傾、後傾、前移的狀態。骨盆不正會影響到腰椎、胸椎和頸椎，因此骨盆對於正位與穩定性而言很重要，需要保持活動性與流暢。

　　骨盆是情緒的器官，如果骨盆很緊繃，情緒可能就會不好。骨盆是孕育生命的地方，其重要性彰顯在人體的肌肉骨骼系統、脈輪中的海底輪和生殖輪。它的性質屬水，因此中醫會建議骨盆需要保持溫潤，避免攝取過度寒冷的食物。對於男性而言，骨盆不穩定可能導致骨盆前傾、後傾、腹部突起、臀部下垂等。

　　總觀來說骨盆腔、核心、肩帶是三位一體，組合起來好像中文的「工」字，倘若基底不正，脊椎和肩夾就會偏移、形成高低肩。

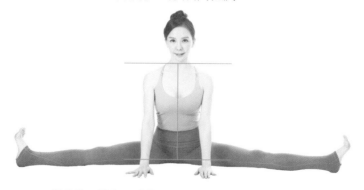

骨盆腔、核心、肩帶組合起來像是中文的「工」字

下肢排列

　　髖關節與大腿連接處是很關鍵的，會影響到我們的下肢。舉例來說，從力學的角度來看，如果遠處有一樣東西，使用高爾夫球竿或是直接伸手拿哪個比較容易？可想像伸手拿會較容易。當肢體越長便越難控制。人體最長的部位在下肢，這裡有許多關節面分佈，且需要承受大量壓力，因此下肢排列至關重要。

　　人體是由地面連結而上的型態，而不是懸空吊掛的方式，這是屬於閉鎖性（Close Chain）的力學。簡單來說，力學可以分為開放性（Open Chain）與閉鎖性兩種形式。以彎曲膝蓋的動作為例，如果躺著時，腳掌離地，再將膝蓋彎曲或放平，皆屬於開放性，僅可以達到活動膝蓋的目的；若是行進時，腳掌離地，再將膝蓋彎曲或放平，則屬於閉鎖性，可以有助於穩定膝關節。

　　人類行走的步態同時應用到開放性與閉鎖性兩種力學模式，處於不停活動與穩定的交錯狀態。以腳為主軸往上延伸會涵蓋許多關節面，包含舟狀骨、距骨、跟骨等，每個關節面都十分複雜，下肢一定要站正，站正的方式就是核心要有力量，如果身體鬆垮可能會導致下肢膝蓋過直，甚至變成 O 型、X 型腿。

骨盆底肌原則

　　以女性來說，下方的骨盆底肌包含陰道、尿道和肛門，這個部分需要特別重視陰道的收縮。有些人認為只有孕婦才需要進行凱格爾運動，然而不只是孕婦，甚至無論是否曾經有過性行為的女性都應該經常練習會陰收縮與上提，維持肌肉的彈性與力量。

　　由於骨盆底肌上方有許多臟腑，當內臟的重量持續下壓導致骨盆底肌失去力量，會造成腿型歪斜、內臟容易下垂、甚至產生漏尿的情形。骨盆底肌和會陰如果有足夠的力量，便可以支持身體往上延展，不侷限於優化性功能。許多男性的骨盆底肌缺乏力量，需要多加強肌肉訓練，避免過度緊繃或無力。

動作

　　瑜伽提斯的動作有幾項原則需要注意。

延展

首先是「延展」。許多人做伸展動作是將整個身體往上拉長，然而正確的方式是要導入意識性，讓腰部和臀部往下方、雙手往上方，朝反方向同時進行雙向延展。舉例來說，後彎這個動作不是將頭部和上半身向後，而是讓頭部與尾椎在背後接軌、繞成一個大圓，將動作想像成很大的弧度，不只是身體向後而已。

流暢

接著是動作的「流暢」，這個部分需要結合呼吸帶動。許多人做動作時經常會忘記呼吸，最後產生頭暈、喘不過氣的現象，若是不清楚吸氣與呼氣的順序，只要維持自然呼吸即可。

可以想像將身體浸泡在濃稠的液體裡，每一個動作都是綿延不斷的進行，伴隨著流動性與拉長伸展，這樣的流動過程可以使筋膜漸進性地展開，讓動作與動作之間有連貫性地順暢連接，藉以提高運動效果。因此每次動作的流動都像是在梳理身體的筋膜，讓動作逐漸放大並且精準控制。

肌群控制

身體的動作是由大腦、神經與肌肉共同運作而產生。進行瑜伽提斯的動作時，除了掌握基本的流暢性，還會需要使用到小肌群使動作更精準與穩定。粗大肌肉負責控制奔跑、跳躍等大幅度的動作，精細肌肉則是負責控制動作的收縮與力道，因此精細肌肉與粗大肌肉的相關性很重要。

心靈

瑜伽很重視心的感受，可以從個人的意識與心靈做連結。開胸動作不只是簡單地將胸腔打開，如果可以想像胸前有一顆鑽石在發光，感受內在釋放的光芒，這樣整個心都會跟個開闊。因此心靈的層面在瑜伽提斯來說是很關鍵的原則。

瑜伽提斯的應用原則

核心肌群

核心肌群可以用房屋來形容，屋頂是橫膈膜、屋底是骨盆底肌群、牆壁就是腹橫肌、柱子則是多列肌。

這些是最基本的核心架構，想要學習將核心往中間集中的感覺，不只是用力而已，更要想像外層的肌肉往一個中心點集中。除了核心往中間集中，身體也有一些經絡是一樣的道理，《解剖列車》曾提到身體的每一個點和經絡都像是一個車站，運行到某個站點時可能會往不同的方向前進，因此，《解剖列車》也提到筋膜可以分為七大筋膜線。

這七大筋膜線有可能從淺前線進入到深前線、前背線，或是進入到螺旋線，有些動作甚至可能是淺前線和螺旋線共同的實施，不是只走單一條筋膜線。甚至在瑜伽領域中，比較特別的是這些筋膜線不是單一感覺，而是彼此存在著拮抗關係。例如：身體前方在用力、後方在伸展，就和下犬式一樣手臂和核心在用力，腿部卻是在伸展，因此有些肌肉其實是共同運作。

筋膜線是很好的參考點，它就像是身體的緊身衣，如果看到緊身衣的前方太緊，就會將它適度鬆緩，否則身體會往前傾、背部張力也會變大，甚至會駝背，背部就會痠痛。若背部很緊，身體就會被撐起來、側面很緊便會產生高低肩、旋轉，因此，筋膜的發現在歷史上是一個很大的貢獻。

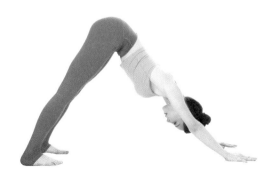

主要筋膜

身體的肌筋膜就是運用「張力結構體特性」，進行穩固身體骨架，並且透過全身七大筋膜系統連結各處的肌肉與骨頭，好讓身體各個關節均能運動自如，否則身體將無法運作。

七大筋膜線主要分為：淺前線（Superficial Front Line, SFL）、淺背線（Superficial Back Line, SBL）、深前線（Deep Front Line, DFL）、側線（Lateral Line, LL）、手臂線（Arm Lines,AL）、螺旋線（Spiral Line, SL）、功能線（Functional Lines, FL）。以下將分別介紹七大筋膜線的作用和運用方式。

淺前線 SFL

淺前線（可以大略對應到中醫的胃經 + 任脈）是從腳背、脛前肌、股四頭肌到 ASIS 髂前上棘的點，從恥骨連結往上延伸到腹直肌、胸鎖乳突肌，最後到頭部後方的筋膜。

這條線如果很緊，身體就會往前傾、很鬆則會往後仰，因此筋膜線遵循著很重要的帆船理論，帆船的繩子與帆的張力必須保持平衡，太緊或太鬆都會讓帆船無法穩定行駛。許多動作可以伸展或加強淺前線，例如：仰臥起坐、船式可以加強淺前線；蛇式、輪式、任何後彎的動作都可以伸展和打開淺前線。

淺背線 SBL

淺背線（膀胱經 + 督脈）主要的力量可以使身體站立，身體鬆懈時可能會往前或是往後垮下，因此淺背線的功能是將往前鬆懈的身體關節抓住，由中軸開始往上延伸的力量可以使我們的身體沿著中軸保持直立。

淺背線包含足底筋膜、阿基里斯跟腱、大小腿後方、薦椎、背部暨脊肌群、頭部，甚至是前方的眉心。這些肌肉因為長期站立或久坐，經常會過勞，這時候可以做伸展的動作，例如男性肌肉緊繃可以做孩童式，進行溫和、分段式伸展，

等到柔軟度好轉、身體達到平衡就可以做下犬式或是更深度的前彎。

你會發現由於每段肌肉有如身體的車站，這些車站之間都會有斷點，有些人執行前彎時會感覺大腿緊繃、只有腰椎在彎曲，我們應該將這些斷點想像成連貫的感覺，進行伸展時就必須整體延伸、平均伸展，因此平均的原則很重要。

深前線 DFL

淺背線和淺前線是互相拮抗的關係，位於兩者之間就是深前線。深前線的位置在身體中央，從骨盆底肌往上帶到橫隔膜，將整個核心包覆，簡單來說深前線就像是核心線。

核心線的位置很聚集，包含大腿內側的許多肌肉、髂腰肌群、包覆著靠近內臟與脊柱的肌群，這些肌肉很重要，然而多數人的上述肌肉都是沉睡狀態，如果這些肌肉有力量，想要瘦腰或是肚子的人都可以達到成效，屬於很好的瘦身線。

深前線如果有力量，整體身體會變得緊實、線條會變得細緻、腹部會更有力量，甚至不容易變大。更重要的是由於深前線被夾在身體中央，它與前後左右螺旋線都必須保持良好關係，作為四周連結的橋梁。如果深前線過緊會導致周圍的筋膜線都難以運作、受到牽制；如果太過鬆散，深前線的力量則會被分散，因此彈性很重要。許多人強調核心要強化，但我覺得應該是要保持平衡與彈性，並且具備更好的溝通能力。

側線 LL

側線主要負責身體的左右平衡，可以對照到中醫的膽經，主要功能為排毒、瘦身、排油，因此膽經很緊的人體型會比較寬、脖子左右緊繃。側線的位置由側面的頭夾肌、胸鎖乳突肌往下延伸至肋間肌群，對於打開胸腔、呼吸、代謝、站立有密切關係。側線的功能是預防摔跤，特別是年長者需要強化側線的臀中肌。

手臂線 AL

手臂線有前臂線（FAL），又可以分為淺前臂線（Superficial front arm line，SFAL）與深前臂線（Deep front arm line，DFAL），對應到中醫的心經、心包經、肺經，連接到呼吸系統、心血管系統、甚至喉嚨與肩頸，心情；另外還有後臂線

（BAL），又分為淺後臂線（Superficial back arm line，SBAL）與深後臂線（Deep back arm line，DBAL），會在手肘處交會產生旋轉，因此進行手臂旋轉動作時會帶到每一條經絡。後背可以對應到中醫的大腸經、小腸經與三焦經，分佈範圍從後手臂到肩胛骨和頸部。

每個經絡與筋膜之間息息相關，手臂線的重要性與肩胛關節、肩頸、呼吸、心肺功能相關。

螺旋線 SL

螺旋線不只是旋轉，站立做拉扯動作時，身體的肌肉也是螺旋狀。因此可以包含表面性的旋轉動作以及深層力量的螺旋扭轉。

螺旋線可以增加筋膜更多的連結與空間，例如身體僵硬的人做螺旋動作可以有助於放鬆，我會建議大家睡前做一些躺著的扭轉動作，這樣可以幫助睡眠、達到深層休息的效果。

螺旋線可以說是一種讓人螺旋而上的中軸，也可以是讓人螺旋而鬆的方向。從古至今有許多以螺旋狀代表的事物，象徵著向上盤旋或是向外散開的概念。

功能線 FL

功能線比較特別，人體是屬於動態的狀態，舉例來說，當右腳往前走時，左手也會跟著往前擺動，兩者屬於交叉的關係。因此，可以看到功能線有分為前後交叉，意味著當左腳踩出去時，要將右手舉起來身體才會比較穩定，或是進行跪姿將右腳抬起來時要舉起左手，若是舉起右手身體就會翻倒；擲球的時候、身體協調或扭轉的時候功能線都很重要，若是功能線不夠強壯，我們的膝關節、肩關節、骨盆關節和脊椎都很容易受傷，因此功能線就像是一條動力鏈。

最後，必須強調的是，上述七條筋膜線只是制式的分類，身體的連結來自四面八方，就像是每輛火車運行到每個站點可能會各自分離或是持續並行，身體的運作也是同等複雜的。

在第二章節裡，將針對不同體式所使用到的筋膜及肌肉做介紹，但需要注意的是，每個動作會運用的筋膜與肌肉相當複雜，無法完整收錄，因此，書中僅以重點的筋膜與重點肌肉來呈現。

脈輪

在古印度的阿育吠陀理論裡，提到人的身體主要有三脈七輪，三脈包含先前提到左右鼻孔呼吸法的中脈、左脈和右脈，而七輪則是接下來的主要介紹內容。

若有接觸過脈輪的讀者會發現，有些領域的脈輪可能不只七個，但是在瑜伽的理論裡，共有七種脈輪，包含：海底輪、生殖輪、臍輪、心輪、喉輪、眉心輪、頂輪。

在第二章節裡，將瑜伽體式以七種脈輪做分類，但需要注意的是，部分體式並非啟動單一脈輪，例如：下犬式便是可以同時打開眉心輪與海底輪的體式，在分類上，將以其主要脈輪做為介紹。

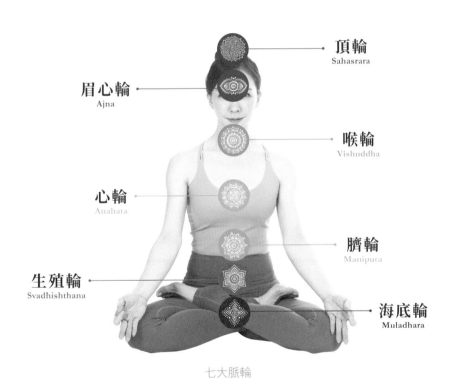

頂輪
Sahasrara

眉心輪
Ajna

喉輪
Vishuddha

心輪
Anahata

臍輪
Manipura

生殖輪
Svadhishthana

海底輪
Muladhara

七大脈輪

海底輪 ◈

　　海底輪是七個脈輪裡的第一個，其代表顏色是紅色，代表元素是土，而主要位置則在性器官與肛門會陰之處，影響範圍包含肛門上方的直腸、尾椎頂端、甚至整個免疫系統與雙足。腺體的影響範圍遍及全身，沒有特別針對哪一個部分，亦會影響到膀胱和腎臟的經絡。

　　海底輪的印記方正，帶給人穩定、安全感與支持的感覺。海底輪討論的是與根部的連結，許多動作代表與腿部的聯繫、著重下肢強化，因此海底輪屬於腳踏實地的脈輪。有些人反應走路時像是走在棉花上，會產生這種現象，除了身體本身可能患有疾病外，也可能是海底輪失衡。

　　基本上，海底輪非常重視生存與安全感，當失衡時，與人相處較易缺乏安全感、時常有疏離感、喜歡盲目崇拜某件事情，有些人會盲目地求神問卜、容易否定自己、對於自己缺乏信心。此外，更可能導致較沒有求生意志、對於很多事情缺乏安全感，甚至導致情緒不穩、焦慮感甚至下肢發冷。

生殖輪 ◎

　　生殖輪的代表顏色是橙色，代表元素是水，位置在於骨盆帶，也就是在肚臍下三指到前陰、接近尿道的位置，對應的器官包含腎臟、大腸、小腸、膀胱，基本上對應的腺體是性腺，對應的經絡是膽經和肝臟，這些都是互為表裡的。橙色帶給人的感覺是活躍和陽光，而水則代表生生不息與生殖的意念，象徵生殖輪能量很強的人可能會像水一般流動。

　　大自然賦予人類生殖能力，重點就是希望我們能夠繁衍下一代，因此生殖輪是一個充滿生命力的地方。舉例來說，我們教授孕產瑜伽的課程時，學員都會非常開心，這是因為大家的生殖輪處於啟動狀態。

　　生殖輪也代表生殖能力與性慾，因此生殖輪特別旺盛的人可能會性慾很強，這些人的特質是快樂、並且充滿才華，因此會充滿吸引力，但是難以掌握。以感情為例，男生可能會很喜歡與其他女生曖昧，或是希望尋找性伴侶，同樣地，讓他定下來也很不容易，因為他的元素是水。

　　生殖腺失衡會導致疑神疑鬼、嫉妒心強、甚至精神緊張、舊情難忘或是無法釋懷。有些人對於讓自己難過的初戀對象念念不忘，一生都無法擺脫陰影，這是

他／她的生殖輪因為當時的情況而失衡。生殖輪主要掌控情慾相關的基礎感覺，失衡的人在眾人面前甚至會感到失落，找不到歸屬感。

臍輪

臍輪就像是一個小太陽，代表顏色是黃色，代表元素是火，臍輪的功能就是照亮其他六大脈輪，因此它的位置在腹部，大約位於胃的前方、腹部中央，有人說臍輪是太陽神經叢，脈輪就像人體的經絡一樣，無法說出明確的位置。臍輪對應的器官是肝臟、胃、膽、脾臟、胰臟，在經脈上，對應到人體的脾經和胃經，同時也會影響到腎臟腺、胰腺，分泌過多會導致頭暈和暈眩，分泌過少會導致糖尿病，與胰島素息息相關。對應到人體的脾經和胃經。

在瑜伽領域，臍輪是代表勇氣的脈輪，可以加強以肌肉為主的核心，臍輪強壯的人充滿自信，如同腹部強壯或是充滿肌肉的人，會讓人感覺比較有信心、做事較果決。若是腹部較大、每天很慵懶的人，做事情可能會缺乏決斷力與執行力，或是在某些方面是懶散的。因此，臍輪基本上是有自信、決斷力、決心、意志力的脈輪，臍輪強大的人會充滿勇氣與力量，會實踐自己的承諾。

臍輪旺盛的人容易暴躁、很難放鬆、很容易動怒，沒有勇氣規劃未來，沒有力量完成夢想，經常覺得口乾舌燥，甚至身體感到燥熱，喜歡控制別人，感覺自大和自滿。臍輪能量低落的人可能會唯唯諾諾、缺乏勇氣，或是無法兌現。

心輪

心輪是我自己很喜歡的脈輪，其代表顏色是綠色，是一種舒服的自然色，而代表元素是風。掌管呼吸的心輪，位在肺部的位置，約在兩乳之間、胸骨處，對應的器官是心臟和肺臟，主要以胸腺為主，對應經絡則包括小腸經和心經。

胸腺在八歲以前是主要的淋巴器官，對於免疫系統有很大的影響，雖然長大後胸腺會萎縮，但是心輪的能量卻不會萎縮，甚至可以進一步被強化。

心輪象徵著宇宙無盡的愛，特別是母親生產完的心境，對於小孩的愛和奉獻是無盡的，充滿喜悅的心情。心輪基本上是以慈悲的心看待萬物，心輪失衡的人可能會產生胸悶、呼吸不順、或是防衛心很強，莫名的心悸、緊張，甚至有時候會討拍，希望取得他人的認同與喜愛。此外，也容易缺乏信心、憂鬱、躁鬱、心律不整、暴飲暴食。

喉輪 ◉

　　喉輪代表顏色是藍色，代表元素是空和光，是一個溝通的橋梁，可以展現自己的能力，因此，一位好的講師如果有好的人緣、溝通能力良好，便意味著喉輪的平衡，喉輪旺盛的人特質是充滿自信與創造力。

　　喉輪的位置在喉嚨下半部、練習 Ujiayi 呼吸法會使用到的部位。對應到的器官是食道和氣管，對應的腺體是甲狀腺和副甲狀腺，對應的經絡則是大腸經和肺經。

　　有些女性在 40 幾歲時出現甲狀腺亢進的問題，便有可能是喉輪的狀態失衡，這種時候我們要嘗試做梗住的呼吸法、肩立式、魚式將喉輪平衡。

　　喉輪代表著人緣，然而如果因為壓力太大，或是受到文化和環境影響而欲言又止，在這種不自由的狀態下喉輪便會失衡。喉輪失衡的人經常會結巴，或是詞不達意、嘮叨，希望討好他人。

眉心輪 ◉

　　眉心輪是一個充滿靈性的脈輪，越接近頭頂上方的脈輪代表靈性越強，因此眉心輪等於是我們的第三隻眼。代表顏色是靛紫色，代表元素為光。其位置在兩眉之間、視覺神經叢與腦下垂體的位置。主要在眼耳鼻三者中間的位置，對應到三焦經、心包經。

　　眉心輪代表著智慧和解脫，當脈輪越走越高的時候代表著不同的心境，已經超越腺體之上，其影響層面是心智。

　　越靈性的脈輪失衡會越危險，因此，眉心輪失衡可能會有幻聽、幻覺、失眠、多夢、偏執、無法判斷、缺乏靈感、生活缺乏意義、失去生命方向等。

頂輪 ◉

　　頂輪當然就是更靈性的脈，其代表顏色是接近白光的紫色，介於紫色和白光之間。有些人說頂輪的位置在頭頂，有人則認為在頭頂上三尺的位置，是屬於更重視靈性狀態。頂輪對應的腺體是松果體，對應的器官是腦部的神經中樞。

　　頂輪失衡的人可能會感到迷失，嚴重者甚至會有自殺傾向，缺乏明確的立場，甚至會極度憂鬱，長時間睡眠仍感到疲倦、免疫力降低。

瑜伽提斯的功能與好處

　　瑜伽提斯是我獨創出來的，它和一般的瑜伽以及彼拉提斯最大的不同就在於，這是一種結合後者修復身體，再加上前者藉著體位進而探索心靈，成為一種能夠徹底昇華身心靈，並恢復身體健康、常保青春的一種最特殊的對話方式。好處無數，以下列出六大項給大家參考。

矯正體態與姿勢

　　最立竿見影的效果就是矯正體態與姿勢。這個效果只要上課中好好做動作，以及上課後持續維持，效果就能長久。時間久了且將姿勢固定下來後，良好的體態當然也可以保持，身體的許多痠、痛、身心症狀……都可以不藥而癒。

　　為什麼可以有這樣的效果呢？最主要是因為，瑜伽提斯除了能夠很好地鍛鍊核心以外，還能夠使得全身的筋膜線維持在正確的位置上。這兩者結合起來就能讓我們身體的重心很好地保持在中軸線上（一條虛擬的身體重心、中心線，從脖子、頸肩、各節脊椎到骨盆的髖關節、膝關節、腳踝到腳掌），讓身體各部位的平衡達到極致，身體上還有心靈上所有的零件都能各自安頓，解除身體及心靈的壓力。

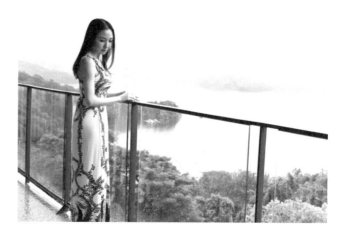

　　如此一來，不僅身體能夠放輕鬆，體態變好了，姿勢優美了，氣質也自然愈來愈好，蛻變成為一個優雅的人。這一點，問我最清楚。

雕塑身材

除了優雅的體態，雕塑曲線也是大家練瑜伽提斯的原因和想達成的目標。

同時，瑜伽提斯還有一個非常特殊優勢就是，只要你想，肌肉和脂肪的比例是可以依照每個人的需求做調整，相當於「量身打造」的個人訂製健康方案。

當初，我自己就是因為肌肉量過多，整個人像足了「金剛芭比」，但又想要雕塑身材，而且還想把身體上的一些老症新傷都治療、調整好。經過了多年的摸索和探詢，終於將瑜伽和皮拉提斯兩者結合起來，成為瑜伽提斯這項新的與身體對話的方式。

如果男生想要鍛鍊身體，化身猛男的話，肌肉量自然要增加；而如果女生想要消除蝴蝶袖、大腿的贅肉，同時維持胸部的胸型，成為女神的話，都可以藉由瑜伽提斯的調整，達到目的。

因為瑜伽提斯的鍛鍊可以利用「有氧運動減掉體脂肪，無氧運動鍛鍊肌肉」的基本原理，幫助大家對肌肉的生成、增加或減少作出調整，將肌肉量練到想要的程度。這就是瑜伽提斯能夠雕塑男性與女性身材的祕訣之一。

提升運動表現、預防和修復運動傷害

這三個作用是本書會特別提出來的部分，因為除了姿勢、體態調整和雕塑身材這幾個常見的作用以外，瑜伽提斯對預防及修復運動傷害，還有隨之而來的提升表現可說有獨到的效果。

原因就在於瑜伽提斯經過我融合瑜伽與彼拉提斯的優點，去蕪存菁後，在實行瑜伽提斯的過程當中，我們分別利用對身體執行呼吸原則、核心穩定、骨盆帶穩定等十大原則，對身體的肌肉、骨骼、筋膜等部分進行深層的探索和檢查的同時，會再從脈輪及核心與筋膜等部分切入，做出整體健康狀態的判斷。

根據這幾項內容，最後才會得出整個身體狀況的結果。再依據這個結果，我們再做綜合性的調整。比如說打高爾夫球、棒球、羽毛球或網球等有揮桿、揮棒、揮拍的運動，當揮出去的時候是向心運動，揮完後則變成離心運動。因此，如果向心動作太用力，離心動作煞不住，長期下來造成肌肉萎縮，肩膀往前旋，

成為圓肩，進而導致頸部、肩關節、肩胛骨和下臂受傷。

簡單說，瑜伽提斯就是能夠將這些肌肉、筋膜、核心等幾大部分都平衡好，把每個部分的位置確定後、固定好，身體的傷勢就能穩定了；同時啟動身體的自癒力，讓它自行修復。如此一來，不管是哪一種的老症頭還是新傷勢，都能在這個正確的身體系統中，得到徹底的放鬆、清理、重新滋長，和完整的修復及全面的復原。

只要你照著做，就不用再吃止痛藥，也不用再打 PRP 了（高濃度血小板血漿注射）。

減輕慢性疼痛、延緩老化、改善及預防肌肉骨骼退化

一般來說，真正健康不生病的人和身體非常差的人，大約占兩成，剩下的八成，也就是我們這些一般屬於亞健康的人，身體一定或多或少會有一些老症頭，不管是身體的痠、痛、麻、癢，或是三高、痛風等慢性病造成的各種疼痛，還有退化、老化導致的關節炎、肌少症、長年的運動傷害等問題，雖然不會要人命，但痛起來也是去掉半條命，讓大家都非常困擾。

而以慢性疼痛來說，瑜伽提斯最大的特點就是利用以上所說的從脈輪、核心、筋膜、肌肉、骨骼等人體解剖部分切入，做出鉅細靡遺地確認及檢查，徹底和身體對話後，再以瑜伽提斯特殊、慢慢的舒緩鍛鍊方式，將受損的部位緩慢、逐漸地釋放不當的能量，然後再將相關部分恢復到正確的位置。並在這個過程當中，以自癒力將受傷的地方依照每個人的狀況，拉回正軌，治標同時治本地讓身體徹底恢復正常。前提是要有耐心施作本書所提到的各項方法，最終都可以獲得良好結果。

至於延緩老化則是全身性地利用鍛鍊核心，並抓出筋膜線的正確重心，讓我們整個人由內而外，也就是從筋膜、骨骼到肌肉，將整個人鍛鍊起來，先修復身體的損傷，再強化肌肉和骨骼，並依照每個人的健康狀態，再利用自癒力，先汰換不好的組織後，形成好的體質後，再達成脫胎換骨的目的。

整個過程就像舊屋重建一樣，必須先把已經腐朽或是不堪使用的建物材料拆

除，以避免其存在造成建物的存在風險愈來愈大。接著就是重新依照建物的特性與屋主的需求重新設計新的結構，也就等於將身體零件利用新陳代謝作用和細胞的再生，汰弱留強、抽梁換柱，重新強化身體的組成成分。最後，將新建材重新施工後，就完成舊屋重建的工程。

所以，善用瑜伽提斯就是延緩老化的最佳方法。同時，在這個過程當中，還能將身體原本的問題，利用對身體的探索，逐一釋放各種負能量，等於將病因抽絲般抽出體外，重新還一個健康的身體給自己。也就是讓舊換新傷一次統統解決掉，標本兼治之外，當然還能達成預防病痛的終極目標。

促進代謝排毒、增加燃脂效率

我很多的學生和朋友每次想要瘦身、減肥或是雕塑體態，最常用的就是節食，甚至斷食，希望短時間內就見效。但往往效果不彰，甚至因為餓得受不了，反而吃得更多，倍受挫折到開始懷疑人生，因而紛紛尋求我的幫助。

其實，瑜伽提斯最大的特點和好處就是幫助你變成「跑車體質」，讓你不只擁有堅實的不生病體質之外，更重要的是，還能令人有高效率的新陳代謝率，讓吃下去的東西（汽油）能夠快速消化吸收之餘，只要吃的東西具備高營養價值，最終也能夠完全轉換成能量，將身體打造成猛男和女神的標準。也就是像跑車一般，既能完全吸收，還能充分發揮到車速上，輕而易舉突破時速三百公里。

話說回來，瑜伽提斯經由對肌肉、筋骨和身體相關組織的重新調整、安排的同時，因為各種動作和呼吸法的引導，讓身體的運動量達到相當的程度，進而產生有氧運動加上瑜伽的效果。

也就是能夠有強化呼吸和心肺功能，外加肌肉伸展和燃燒脂肪等四大效果。久而久之，身體被改造後，就能讓吃進來的營養快速代謝，並進入身體各組織，幫助脂肪轉換成肌肉；同時，透過瑜伽提斯針對向心力量和離心力量的調控，讓身體的脂肪和肌肉比例，達成平衡。最終達成終極目標——能吃、能動、好排泄、好體態等效果。

提振精神、舒緩心理症狀

瑜伽提斯是一種很奇妙的運動。藉由身體的動作、呼吸與心靈接觸，一步接著一步，往前慢慢邁進，從探索身體各種組織、部位和系統，進到與心理意識的連結，最後再接上與靈魂潛意識的通道，往自己也不清楚的內在自己去做最深沉與不可思議的呼喚和交換各種訊息與資訊，然後才能重組身、心、靈各部分，成為一個「全新的自己」。

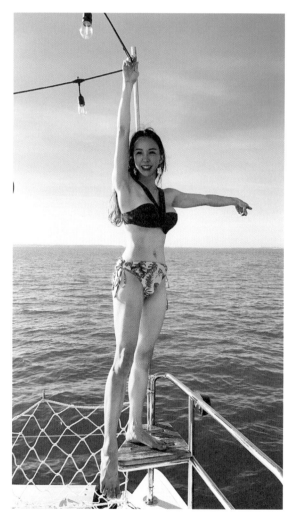

最重要的是，在整個過程當中，不只自己能夠完全感受到全新的體驗，更棒的是，回到身體表淺的感受來看，經由各種研究都表示，利用動作體位法的鍛鍊，當身體揮汗如雨時，腦內啡和多巴胺這兩種神經傳導物質就能產生鎮靜、安定、愉快與幸福的感覺，也就是所謂的「提振精神、舒緩心理」的最好效果。

多巴胺（Dopamine）和腦內啡（endorphin，亦稱安多芬或內啡肽）前者和活力、注意力以及興奮感有關；後者則和止痛、鎮定以及愉快幸福的感覺有關。因此，利用瑜伽提斯包含體位法、呼吸法和有氧運動等諸多方式，就能輕鬆促進精神狀態，以舒緩壓力、釋放不愉快，達成平衡身心的目的。

瑜伽提斯入門資訊

適用族群

上班族、銀髮族

瑜伽提斯適用於五大類族群，除了一般人（上班族、肩頸痠痛、養生／塑身）之外，還包含銀髮族，例如：我父親。我父親很年長才生下我，我們的感情很好，然而他卻在 82 歲時不幸中風。我希望他可以身體健康，直到有一天看到他倒下，才開始感到緊張，當時我只好死馬當活馬醫，從他無法打開眼睛的狀態開始帶著他做瑜伽。

生病的人經常會有情緒，這種時候我會帶著他玩遊戲，直到過了六年，父親的身體回到可以小跑步的狀態，這個過程讓我了解到儘管是年紀大的人，都能夠從中風回到可以運動的身體。每位長輩都很珍貴，我們應該要好好照顧他們，就算是在病床上也有可以執行的運動，不代表他們就不能動，如果都不動，肌肉會開始萎縮，有些人也許就再也無法活動。

兒童、親子

再來就是兒童瑜伽／親子瑜伽，小孩子需要經常和父母互動，生產後的母親需要瘦身，這時候就可以透過瑜伽提斯的方式達到效果。我們的內容包含嬰兒時期的瑜伽，漸進到小孩長大後的互動方式，親子瑜伽是一個很好的感情建立，可以培養親密感。

孕婦

接著就是孕婦瑜伽，懷孕期間瑜伽提斯很重要，許多女性對於懷孕都是陌生的，開始時會希望了解懷孕有哪些禁忌、不可以做哪些動作、如何可以更順利生產，所以我們的瑜伽教室也有專門針對孕婦設計的課程。

先前提到的骨盆位置，女性在懷孕時骨盆會被撐開，這個時候骨盆會尋找

較脆弱的位置擴張，我自身的經驗因為骨頭有裂痕，曾經無法躺下。懷孕期間我會做一些瑜伽提斯的動作，生產時發覺確實比較不痛，但是骨盆曾經的舊傷似乎沒有完全康復。

因此，第二胎我在產前將身體準備好，生產時果真沒有疼痛和過度增重的情形，生產過程也很順利。產後修復可以透過瑜伽提斯調整身體狀態、重新雕塑曲線、改善產後憂鬱。

身心障礙者

最後還有身心障礙的族群，有些老人之家、身心障礙、腦麻痺孩童在社會經常被邊緣化，很少人願意幫助他們，我們希望鼓勵老師在課餘期間，透過實習的方式，免費進行例行的公益課程。

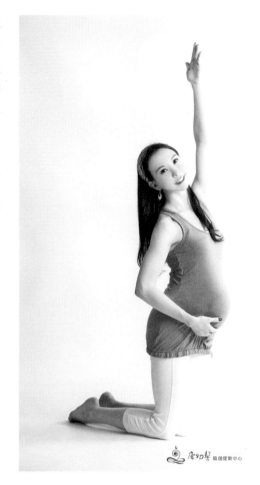

我覺得瑜伽提斯真的可以幫助到很多人，簡單來說，可以從上述五個面向發展，我從接觸瑜伽提斯至今已經長達 20 多年，期間歷經了教學、出書，這些經驗都是多年來累積而成的結果，如今日新月異，皮拉提斯的運用可以結合許多道具，很開心看到大家喜歡皮拉提斯的發展，無論是傳統的還是現在的瑜伽，都可以從中看到那個人的自信，因此我不會排斥只有傳統才是正宗瑜伽。

多數人練習瑜伽不是為了崇高的目標、希望達到靈性狀態，我們想要的只是訴求健康。健康就是保持開心、擁有靈活的身體，因此真正的瑜伽提斯就是為了讓大家能夠安全的運動，以簡單的方式進行，不需要利用誇張或炫技的方式。

運動配備和挑選重點

無論修習哪個階段、什麼程度的瑜伽提斯，相關輔具都是陪伴每位練習者的好朋友。相關輔具可以使人在練習時更具柔軟的伸展性，不僅可以改善因身體不夠柔軟而無法專注體位與呼吸狀況，還能進入更穩定與深層的伸展，使用到正確的肌肉，提升練習成效。

本單元介紹最常常用到的瑜伽墊、瑜伽磚、瑜伽鋪巾和瑜伽服裝等四項。

瑜伽墊

挑選原則為「厚度」和「重量」兩項。一般建議挑選厚度 0.6 公分到 1 公分的墊子。重量則建議在 1.5kg 左右的款式。材質方面的特性為 PVC 的價格親民，CP 值最高；TPE 的則是輕盈好攜帶，防水易清洗；天然橡膠則耐用穩定，適合居家練習。

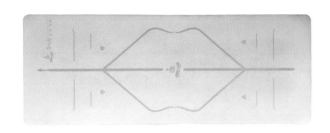

瑜伽鋪巾

瑜伽鋪巾（Yoga Towel）是一種與瑜伽墊配套使用的瑜伽用品。鋪在瑜伽墊上不但能吸汗，還能避免做動作時臉部太接近瑜伽墊而吸入細菌或塵蟎；而且鋪巾的背面有防滑膠粒，能夠固定在墊子而不會滑動，有效幫助做動作時的伸展與平衡。

在練習一些俯臥或仰面躺著的瑜伽動作時，可將瑜伽鋪巾折成條狀或捲成抱枕或靠墊。在練習完後，還可以蓋在身上保暖、吸汗。

瑜伽磚

　　市面上的瑜伽磚通常尺寸大同小異，建議不要
選擇太厚的瑜伽磚。一般約在 7.5 公分，55 度到
70 度（重量的表示）即可。這是因為做不同體
位、使用在腿部中間，拿在手上時，都能夠
得心應手。初學者建議買硬度跟重量介於中
間的款式即可。一來可以顧慮到穩定度，同時
還能避免做錯動作時出現的不舒服感。

　　瑜伽磚材質大多分為發泡塑膠材質、軟木材
質，或實木材質三種，價格在數百元到千元不等，後兩
者較能夠吸汗、止滑，耐用度也比較好。在挑選時，可以多
留意大小和厚度。

瑜伽服

　　一般瑜伽服裝以聚脂纖維（Poly）、尼龍（Nylon）、Lycra 彈性纖維比例較高
的材質為好，質感不僅相對柔軟，延展性還更高。試穿瑜伽褲時，記得要做深
蹲、蹲地等動作，以感受彈性與延展性，才能找到適合自己的瑜伽褲。

輔具介紹

瑜伽繩

　　瑜伽繩（Yoga Strap）又稱為「伸展帶」，通常是作為瑜
伽初學者練習瑜伽的輔助工具，協助柔韌度不夠的初學者完
成某些動作。此外，瑜伽繩除了能夠幫助筋骨伸展、延長姿
勢停留的時間以外，還可以緊實、穩固地扣住身體，以做出最
大限度的動作延展，增加柔軟度與肌耐力，對初學者來說
幫助很大。

瑜伽椅

透過瑜伽椅的輔助，貼合背部曲線，有效拉筋伸展、舒緩放鬆肌肉，輔助、減輕身體壓力，能更安心完成各式體位，輔助增加柔軟度，幫助學習者調整姿勢、找到定位，進而正位，達成標準體態和完成體適能要求。

瑜伽枕

瑜伽枕（Yoga Pillow）是為了有效協助使用者調整瑜伽姿勢，為其提供適當安全的支撐力，尤其在做背脊的延伸練習、復健治療動作、深呼吸休息時，提供穩定的支撐與放鬆的輔具。

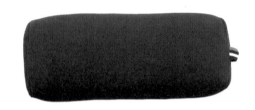

瑜伽球

瑜伽球（Yoga Ball）是一種非常常見，能配合運動健身的球類運動工具。不僅能夠鍛鍊身體的平衡感、增強對肌肉的控制能力、提高身體的柔韌性和協調性，還能舒展身體，避免肌肉痠痛，具有按摩、促進血液循環的作用。並能針對腹部、背部、腰部等主要部位增強四肢和脊椎的耐受力。

瑜伽輪

可以幫助後背部舒展功能，是瑜伽輪（Yoga Wheel）最大的功用。它等於就是一個在按摩的同時還能幫助運動的大型滾筒。而它的設計可以支撐超過百公斤以上的重量，因此，不論是躺著、踩著都沒有問題。

因為瑜伽輪用法多樣，將瑜伽輪放在腰背部下面，有擴胸及伸展肩膊的效果，改善長期久坐不站導致的背部痠痛問題。除此之外，用在運動上時也可以加強肌耐力及核心肌群。

另外，還有有效伸展整個背部與胸擴、伸展髖部、伸展放鬆左右腰側、強化核心肌群、深度放鬆腰側肌肉、放鬆腿部內側、協助側腰延展拉伸、有效調整體態與柔軟度、協助腿和背部後側的伸展、訓練核心肌群、訓練肩膊穩定、強化手臂肌肉、骨盆穩定度、大腿後側伸展等諸多作用。

瑜伽環

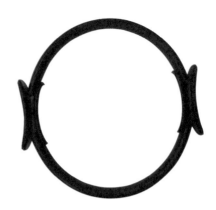

瑜伽環（Yoga Ring），又稱為禪輪（Zen Ring），是由日本專家花費十年時間，將中國的太極拳理念融入人體工學所發明的。其主要功能有幫助伸展、放鬆肌肉、深入筋膜按摩、舒緩疼痛、幫助開肩、緊實後背、改善虎背熊腰等問題。

精油

在做瑜伽時，精油的輔助使用需要依照脈輪的需求做調整，但因為流派比較多，並沒有所謂的標準性，所以在挑選精油時，會以各種脈輪的感受來做選擇。例如：海底輪，是在講求最根本的安全感、扎根的感受，會搭配以根莖類的植物精油為主；花朵類的精油，像是伊蘭伊蘭、玫瑰等，則會放在生殖輪，因為花朵是水，而生殖輪也需要水的滋養。有關精油與脈輪的運用，在第四章節時會再加以說明。

紅光（光療）

早在 1970 年代時，美國的太空總署（NASA）就發現紅光對於人體皮膚、傷口的修復有幫助。近年來，也有許多研究發現，使用 630nm 波長的紅光增加皮膚內纖維母細胞的增生，而增加纖維母細胞則是鎖住膠原蛋白結構的細胞，因此，紅光又被稱為美容光，也大量運用在美容和皮膚修復上。我在上瑜伽課的時候，有時候會用紅光來做為輔助，讓效果更好。

瑜伽變化到現在，已經和以前的傳統模式不一樣了，而是有不少的輔助工具，若能結合工具、精油，甚至是光線等，更能達到事半功倍的效果。

注意事項

在參加瑜伽提斯的課程或是購買這本書自行練習前，有幾個心態要注意。

就心理層面而言，首先是不要急，過程才是最珍貴的。舉例來說，有些人做伸展時會抓不到腳，然而從只能碰到小腿進步到可以摸到腳趾，這就是很重要的過程，而不是身體可以完全折疊才是最好。你可以專注於察覺自己需要什麼，聆聽內在的聲音很重要。

再來就是這本書是一本參考書，你可以藉由書中的指引找到身體正確的方向，而不是逼自己一定要做到什麼程度的動作。

身體層面的注意事項則是如果曾經有受過傷的人，包含脊椎開刀、出車禍等任何傷害，一定要詢問過專業老師，或是也可以來信詢問我們。有些動作如果是身體本身的症狀，例如脊椎側彎、椎間盤突出、僵直性脊椎炎、剛生產完、剖腹生產等情況，請務必要先詢問過專業人士再開始練習。

瑜伽提斯畢竟是一種運動，自己在練習之前，就不要吃太飽，建議至少在開始前一個半小時進食完畢。也最好不要吃太多東西，每次吃飯到七分飽就好，避免喝太多湯湯水水，不然有的動作可能會導致想吐。

另外，高血壓、糖尿病的人，在練習時也要量力而為，以自己的身體舒適程度為最高原則，在過程中，若有任何不適、頭暈的症狀，便應該立刻休息或停止，這是身體給我們的警訊，千萬別忽視。

瑜伽提斯常見問題

上完瑜伽後可以喝水嗎？

有些人認為做完瑜伽後不可以喝水，實際上，當我們在做瑜伽時，不僅會流汗，也會因為瑜伽動作而身體發熱，應該適當的補充一些水分，但這並不是突然喝進大量的水，建議大約 100cc 即可。水的溫度則是常溫的涼水即可，不要是冰水或是太熱的水。

孕婦是否可以練瑜伽？

孕婦是可以練瑜伽的，但孕婦的瑜伽與一般的瑜伽著重的點和練習的部位不同，主要以和緩以及為生產做準備的動作。建議孕婦若想要上課，最好找專門教導孕婦瑜伽的教室和課程瑜伽的教室和課程；若是在家練習瑜伽，有任何不適，都要馬上停止，千萬別勉強自己做高難度的動作。

拉筋是否會影響身高？

有很多人認為瑜伽的拉筋會影響到身高，所以太小或還在發育中的小孩最好不要做瑜伽。實際上，瑜伽中的拉筋和我們想像中的硬把腿劈開不同，而是適度的伸展。

瑜伽的拉筋伸展過程中，主要使用到的身體部位是肌肉、筋膜、肌腱等，而非與身高有關的生長板。每個人的身體柔軟度不同，若真的無法將筋伸展到最開，便不要勉強自己的身體才是練習瑜伽的最佳方式。

基督徒能否練瑜伽？

瑜伽起源於印度教，著重於心靈與身體的結合，並藉由呼吸、意念等傳達宗教思想，但發展到現今，多數的瑜伽流派並非著重在宗教理念，而是身體的放鬆與伸展，因此，在我認為無論什麼宗教信仰，都是可以練瑜伽的，但如果練習的人認為這會與自己的信仰教義相悖，還是建議不要練習，畢竟若有了顧忌，在練習時難免會分心，反而無法達到放鬆身心靈的效果。

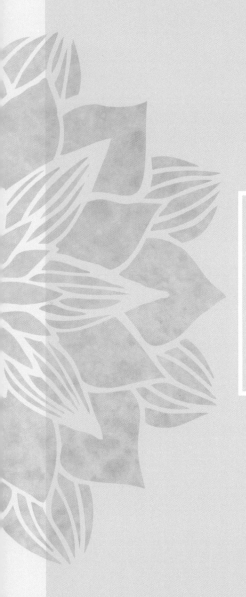

CHAPTER 2

瑜伽提斯
脈輪×動作篇

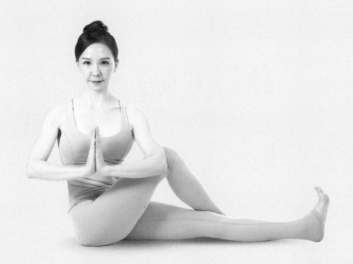

海底輪

- 鷹式
- 山式
- 樹式
- 幻椅式
- 戰士一式
- 戰士二式
- 戰士三式
- 舞者式

生殖輪

- 三角式
- 蓮花式
- 束角式
- 新月式
- 鴿式
- 牛面式
- 旋轉頭碰膝式
- 坐角式

臍輪

- 聖人馬里奇
- 弓箭扭轉式
- 美人魚式
- 虎式
- 船式
- 平板式／棒式
- 半魚王扭轉
- 倒膝
- 百式
- 鋸式

心輪

- 輪式
- 太陽呼吸
- 掌心交替旋轉
- 蛇式
- 金剛坐後彎
- 反向戰士式
- 駱駝式
- 弓式

喉輪

- Ujjayi 呼吸法
- 犁式
- 獅子式
- 頸部伸展
- 開胸推頭
- 魚式
- 肩倒立
- 八肢點地

眉心輪

- 靜坐
- 孩童式
- 前彎／前屈
- 雙角式
- 下犬式
- 坐姿前彎
- 貓牛式

頂輪

- 頂輪視覺化冥想
- 站立祈禱
- 手倒立
- 兔式
- 頭倒立
- 癱屍式

海底輪
Muladhara

　　海底輪是一個以站姿為主、腳踏實地的脈輪。站立是一種力量與勇氣，代表著與大地的連結。海底輪強化下肢的力量，連結下肢排列，因此能提升雙腳、膝蓋、骨盆到核心與整個脊柱的力量，為身體的紮根和量奠定堅實的基礎。

　　對身材而言，海底輪可以讓肌肉產生幫浦作用改善水腫，也可以緊實雙腿。更重要的是，當我們根基向下穩定的同時是為了創造「向上」的力量與空間。平衡穩定的站立根基可以抵抗惰性、抵抗下垂的歲月痕跡，更重要的是，能夠建立生命中堅毅的心。

　　海底輪是一切生命的來源與傳輸起點，瑜伽動作有很多從足部開始的，跟樹木也是同樣的道理，無論多高的樹向下紮的根也越穩，就如同從穩定的根基開始，才能安排最通常與完整的能量連結。

［鷹式］

Eagle pose
Garudasana

難易度 ★★★

動作介紹 Garuda 的意思是鷹，也是眾鳥之王的意思。Garuda 也代表毗濕奴的坐騎，白臉、長喙，有紅色的翅膀和金色身體。鷹式是一個漂亮的瑜伽姿勢，需要控制的平衡，屬於中級不對稱平衡站姿。雙臂、雙腿交迭纏繞，穩定力量但帶著柔韌，是個需要剛柔並重的動作。

穩定下肢力量，在盤繞與力量中取得肌肉的彈性與韌性，可美化四肢的線條。 **功效**

［分解步驟］

❶ 山式站姿預備。

❷ 雙手向兩側平舉，吸氣延展脊柱，保持脊柱立直。重心移動到右腳，呼氣將左大腿交疊右大腿，此時，需將大腿根收緊。

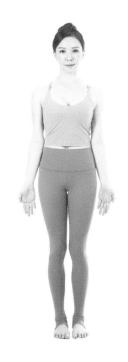

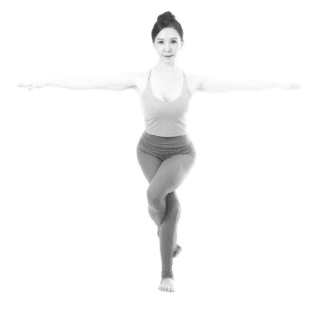

3 左腳背推在右小腿後側，使左腿脛骨緊貼右小腿。保持穩定後，給自己大大的擁抱，儘量讓手摸到後方肩胛骨。

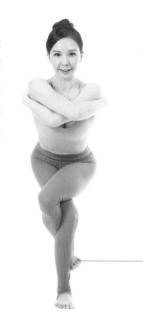

左腳的大腳趾剛好可以勾住右腳腳踝的內側，左腿要完全纏繞在右腿。

4 將手臂往前交叉伸展，讓手臂平行地面。

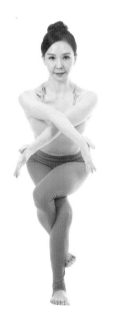

5 將左手臂上舉，手掌打開停留在與眼睛平視位置。

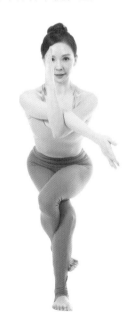

6 右手臂纏繞左手臂，並將兩手牢牢扣住。注意
此刻要保持穩定，重心在右腿，保持 5~10 個
呼吸。換邊亦同。

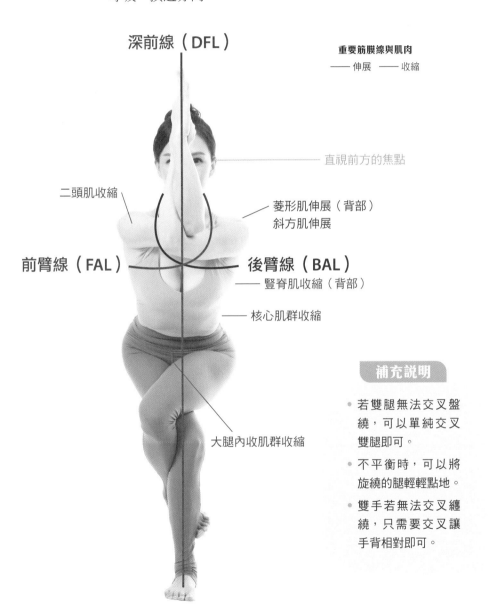

深前線（DFL）

重要筋膜線與肌肉
—— 伸展　—— 收縮

直視前方的焦點

二頭肌收縮

菱形肌伸展（背部）
斜方肌伸展

前臂線（FAL）　　　　　　後臂線（BAL）

豎脊肌收縮（背部）

核心肌群收縮

大腿內收肌群收縮

補充說明

- 若雙腿無法交叉盤
繞，可以單純交叉
雙腿即可。
- 不平衡時，可以將
旋繞的腿輕輕點地。
- 雙手若無法交叉纏
繞，只需要交叉讓
手背相對即可。

［山式］

Mountain Pose
Tadasana · Samasthiti

難易度 —— ★

動作介紹 —— Tada 是山，Sana 的意思是垂直不動的，Tadasana 要像山一樣牢靠穩定，站立不動，這是一個最基本的站立姿勢。目的是建立根基以及雙腿的力量，連結下肢排列為其他的動作做好基礎，一旦房子的根基穩固了，往上連結的能量也看以得到量好的傳遞，讓力量完整全身。

增加下肢力量，—— **功效** 訓練身體的力量傳遞與穩定包含腳踝、膝蓋、大腿和骨盆連結上半身的力量，強化核心和臀部肌肉。站姿可以讓思緒清晰，平靜內在，建立安全感與堅定的心。

［分解步驟］

1 站姿預備。雙腿併攏，女性雙腳掌外緣平行，男性雙腳內緣平行，保持雙腿直立、對位。

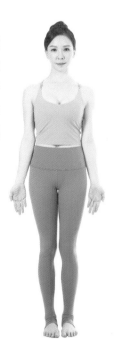

2 腳掌感受大拇指球、小拇指球和腳跟內外側平均的在地面上，將五根腳趾輕輕打開勾起，向前延伸再放下。足弓微微提起，讓膝蓋骨向上提起。

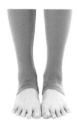

3 核心微收，肚臍靠近脊柱，頭頂向上延伸。鎖
骨向外，雙手向下延伸，掌心向前，指尖向
下。雙肩下沉，下巴微內收，脖子後側延展。
保持 5-8 個呼吸。

深前線（DFL）

重要筋膜線與肌肉
—— 伸展　—— 收縮

直視前方焦點 ————

核心收縮

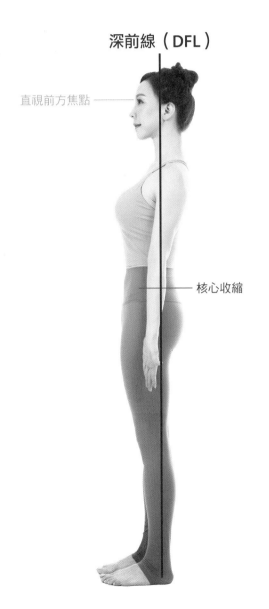

補充説明

- 保持雙眼直視前方，
  可以增加穩定與平衡；
  若站不穩，可以將雙
  腳稍微分開。

- 山式可以檢視自己的
  姿勢，是否三條線正
  確。（見正確站姿檢
  測）容易有過度伸展
  問題？請避免鎖住膝
  蓋，保持柔軟或是略
  微彎曲。

- **輔具**：若無法充分感
  受雙腿的力量，請嘗
  試在大腿之間放置一
  個瑜伽磚，確保大腿
  對位，讓骨盆置中。

- **進階**：將雙手向上。

［樹式］

Tree Pose
Vrksasana

難易度 —— ★★

動作介紹 —— 樹式就如同我們看到的樹根是深深的紮根於土地，腳要如樹根般向地心紮根，感受堅實、持久和穩定。利用反作用力來提高將身體向上延展，如同一顆大樹需要穩定的根基而樹幹不斷向上成長，樹枝或花果就像能量不斷向外擴散。

增加身體的平衡與穩定，強化下肢的力量，感受心靈的平靜與紮根的踏實感。 —— 功效

［分解步驟］

① 站姿預備。

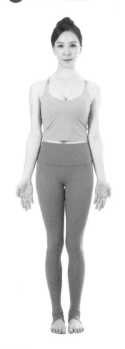

② 彎屈左膝外轉，左腳放在右大腿根部。感受左腿內側力量從髖內側伸展向膝蓋，再從膝蓋外側收回力量進骨盆，右腳感受向樹幹扎實的向地板深根。

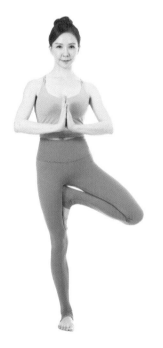

3 吸氣，雙手合十放於胸前或向上舉過頭頂。
保持 5-8 個呼吸，換另一腳。

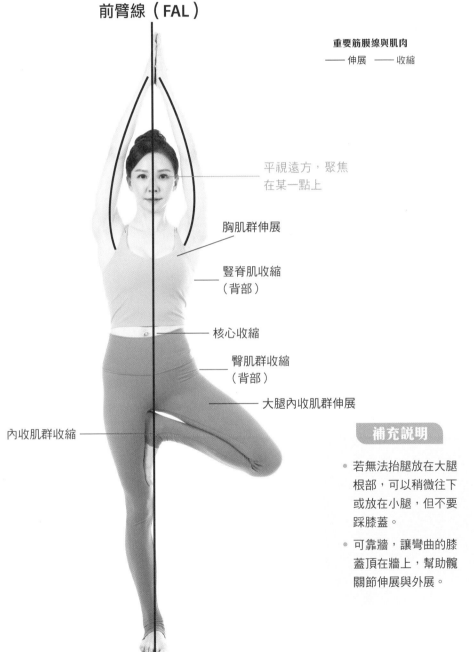

前臂線（FAL）

重要筋膜線與肌肉
—— 伸展　—— 收縮

平視遠方，聚焦
在某一點上

胸肌群伸展

豎脊肌收縮
（背部）

核心收縮

臀肌群收縮
（背部）

大腿內收肌群伸展

內收肌群收縮

補充說明

- 若無法抬腿放在大腿根部，可以稍微往下或放在小腿，但不要踩膝蓋。
- 可靠牆，讓彎曲的膝蓋頂在牆上，幫助髖關節伸展與外展。

［幻椅式］

Chair Pose
Utkatasana

難易度 —— ★

動作介紹 —— 幻椅式就如同坐在空有的椅子上，
做這個姿勢並不輕鬆，它挑戰了
我們的背部、雙腿以及雙膝到腳
掌的排列與力量控制。

強化下肢力量，—— 功效
穩定核心，雕塑
臀腿部曲線。

［分解步驟］

1 山式站姿預備，雙腳併攏或者
分開與髖同寬。

2 吸氣，延展脊柱，並將雙手平
舉至與肩寬。

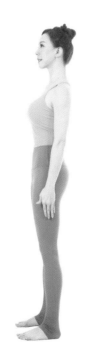

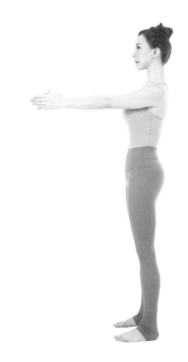

❸ 吐氣，屈髖屈膝。臀部向後向下，感覺像坐
在椅子上。吸氣，雙手向斜上抬起，脊柱再
次延展。保持 5-8 個呼吸。

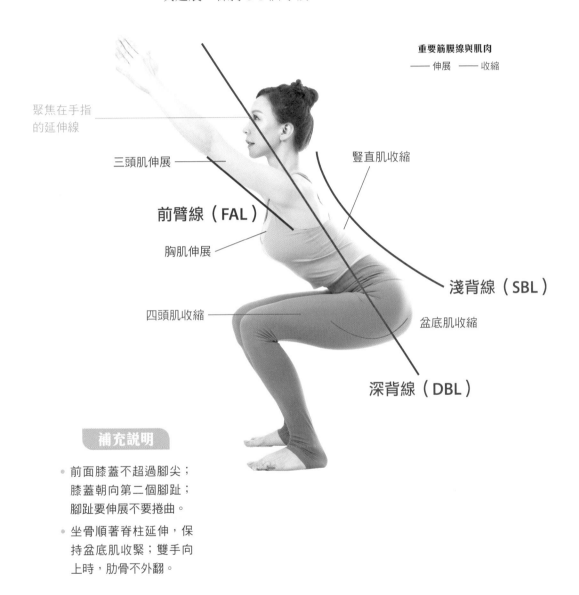

重要筋膜線與肌肉
—— 伸展 —— 收縮

聚焦在手指
的延伸線

三頭肌伸展

豎直肌收縮

前臂線（FAL）

胸肌伸展

淺背線（SBL）

四頭肌收縮

盆底肌收縮

深背線（DBL）

補充說明

- 前面膝蓋不超過腳尖；
  膝蓋朝向第二個腳趾；
  腳趾要伸展不要捲曲。
- 坐骨順著脊柱延伸，保
  持盆底肌收緊；雙手向
  上時，肋骨不外翻。

［戰士一式］

Warrior Poes
Virabhadrasana I

難易度 —— ★★

動作介紹 —— Virabhadra 意思是戰士。相傳戰士第一式
主要是為了紀念由濕婆的頭髮生成的強
壯英雄。練習的時候，也可以把自己想
像成英勇的戰士，馳騁戰場，英姿颯
爽，獲得偉大的勝利。

增加雙腿向下 —— 功效
紮根的力量，雙
手往上增加信心
與勇氣。

［分解步驟］

1 山式站姿預備。

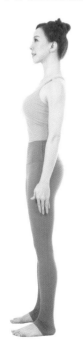

2 左腳向後一大步，呈前弓後箭步。感受左髖
向前，右髖向後，保持骨盆端正。

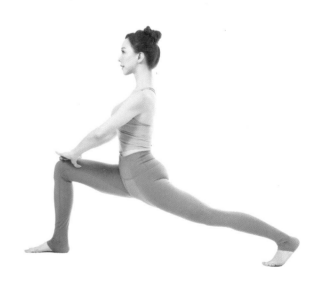

3 吸氣延展脊柱，雙手臂向上舉過頭頂。保持
5-8 個呼吸，換另一側。

重要筋膜線與肌肉
—— 伸展 —— 收縮

淺前線（SFL）

補充說明

- 骨盆需要持端正
- 前方膝蓋不可超
  過腳跟
- 雙腿向下紮根的
  同時要將核心向
  上收緊

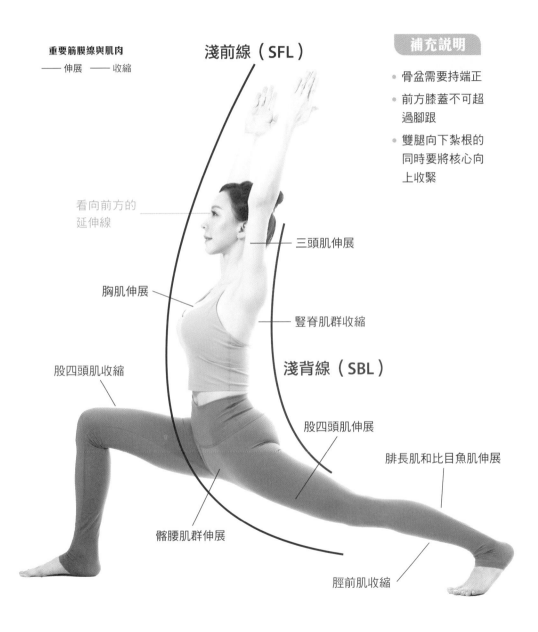

看向前方的
延伸線

三頭肌伸展

胸肌伸展

豎脊肌群收縮

淺背線（SBL）

股四頭肌收縮

股四頭肌伸展

腓長肌和比目魚肌伸展

髂腰肌群伸展

脛前肌收縮

［戰士二式］

Warrior Pose II
Virabhadrasana II

難易度 —— ★★

動作介紹 —— Virabhadra 意思是
「戰士」，濕婆
神的一個化身。

通過練習這個體式，可以使 —— 功效
腿部肌肉更為勻稱，強健。
同時增強腿部和背部肌肉的力
量，透過站立體式的練習，增
加內在的勇氣和毅力，讓下肢更
穩定。

［分解步驟］

① 山式站姿預備，雙腳打
開約三個肩膀寬。

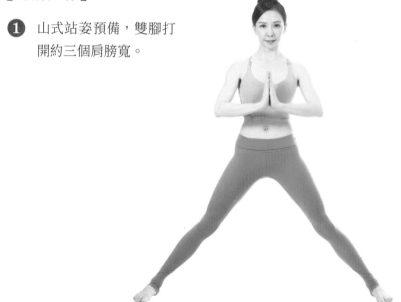

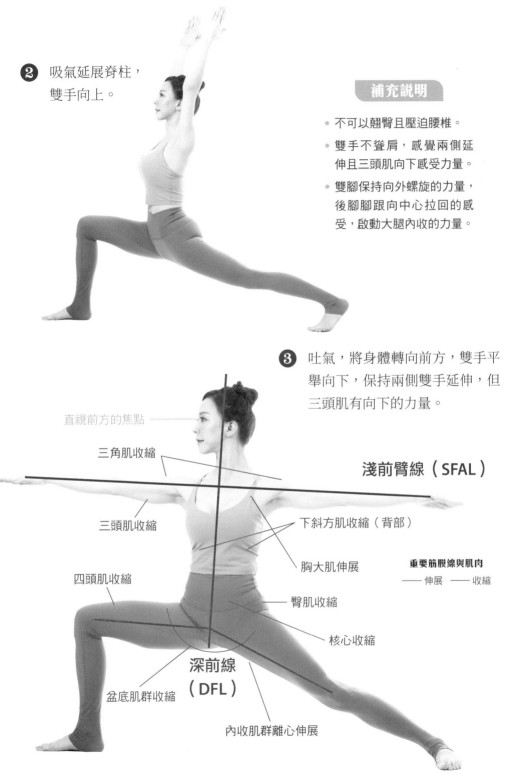

❷ 吸氣延展脊柱，
雙手向上。

補充説明

• 不可以翹臀且壓迫腰椎。
• 雙手不聳肩，感覺兩側延
  伸且三頭肌向下感受力量。
• 雙腳保持向外螺旋的力量，
  後腳腳跟向中心拉回的感
  受，啟動大腿內收的力量。

❸ 吐氣，將身體轉向前方，雙手平
  舉向下，保持兩側雙手延伸，但
  三頭肌有向下的力量。

直視前方的焦點

三角肌收縮

淺前臂線（SFAL）

三頭肌收縮

下斜方肌收縮（背部）

胸大肌伸展

重要筋膜線與肌肉
—— 伸展　—— 收縮

四頭肌收縮

臀肌收縮

核心收縮

**深前線
（DFL）**

盆底肌群收縮

內收肌群離心伸展

海底輪——戰士二式　**063**

［戰士三式］

Warrior Pose III
Virabhadrasana III

難易度 — ★★★

動作介紹 — 戰士三式為戰士一式、二式的延伸,但比前兩者更有動力和勇氣,需要更大的控制與平衡力。

增加腿部肌肉的協調與平衡,同時加強核心力量,透過站立且雙手向前的動作增加背部與雙腿的協調與力量。 — 功效

［分解步驟］

❶ 山式站預備,右腳向後一大步,呈前弓後箭步。

❷ 吸氣延展脊柱,雙手臂向上舉過頭頂。

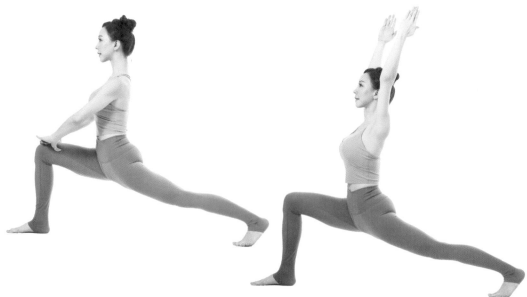

❸ 呼氣，將重心帶到前方，把左腳向後抬起伸直。保持平衡 5-8 個呼吸，換邊亦同。

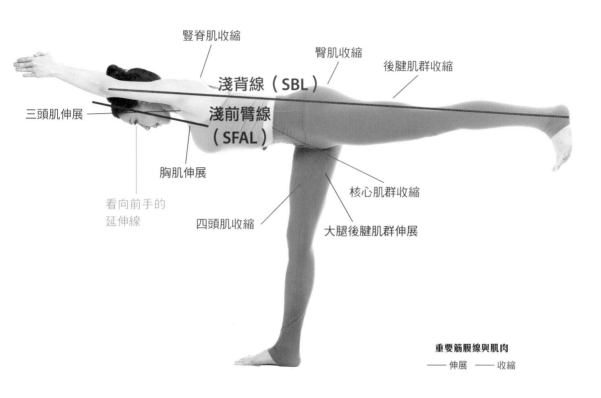

豎脊肌收縮

臀肌收縮

後腱肌群收縮

淺背線（SBL）

三頭肌伸展

淺前臂線（SFAL）

胸肌伸展

看向前手的延伸線

四頭肌收縮

核心肌群收縮

大腿後腱肌群伸展

重要筋膜線與肌肉

—— 伸展　—— 收縮

補充說明

* 感受右髖向前，左髖向後，保持骨盆端正。
* 雙手不聳肩，保持手腳延伸的感受，但同時肩髖關節回收進入關節凹槽的感受。

［舞者式］

Dancing Pose
Natarajasana

難 易 度 ── ★★★

動作介紹 ── Nata 是舞者，Raja
是國王，意旨濕
婆神（Siva）之
名，是美的創
造者。

增加下肢力量，訓練舒緩的 ── 功 效
穩定與平衡，提振活力，提升
意志力。讓姿態優雅，強化腿
部肌力，幫助肩胛和胸廓伸展。

［分解步驟］

❶ 山式站姿
　 預備。

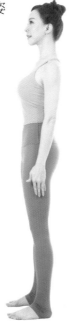

❷ 舉起左腳
　 曲膝，左
　 手抓住左
　 腳背。

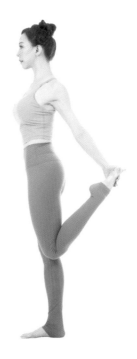

❸ 吸氣，將右手向上，將脊柱向上伸展。轉手掌，用拇指、食指和中指輕握左大足趾。

❹ 呼氣，向後、向上拉長左手與左腿，保持脊柱向上、身體呈弓狀，右手向前伸直。保持穩定平衡 10-15 秒。換邊亦同。

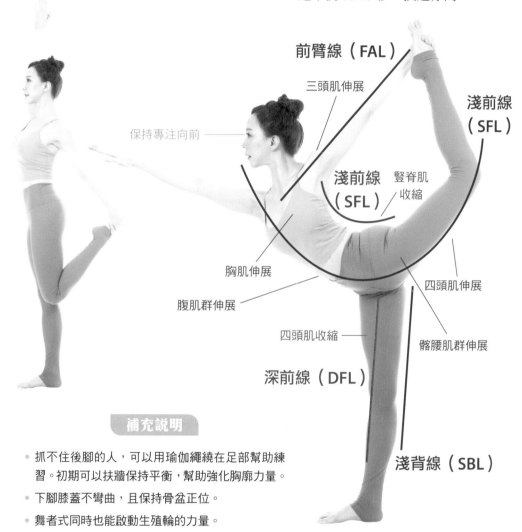

前臂線（FAL）

三頭肌伸展

淺前線（SFL）

保持專注向前

淺前線（SFL）　豎脊肌收縮

胸肌伸展

四頭肌伸展

腹肌群伸展

四頭肌收縮

髂腰肌群伸展

深前線（DFL）

淺背線（SBL）

重要筋膜線與肌肉
—— 伸展　—— 收縮

補充說明

• 抓不住後腳的人，可以用瑜伽繩繞在足部幫助練習。初期可以扶牆保持平衡，幫助強化胸廓力量。

• 下腳膝蓋不彎曲，且保持骨盆正位。

• 舞者式同時也能啟動生殖輪的力量。

進階：將後腳盡量抬高、抬遠，保持脊柱向上，並用雙手抓著後腳，進入舞王式。

生殖輪

Swadhisthana Chakra

　　生殖輪代表著大地生生不息，滋養是母性核心的特質，生殖輪不僅是性方面的滋養，也代表了創意、學習與快樂。

　　它會讓我們超越個人孤立的狀態，脫離自我中心，感受到連接。生殖輪的元素是水，如同月亮牽引潮汐，我們的慾望和熱情也能驅動汪洋般的能量。所以，生殖輪也被稱為是情緒的脈輪，深深地影響心靈是否快樂，生理是否滿足。

［三角式］
Triangle Pose
Utthita Trikonasana

難易度 — ★★

動作介紹 — 身體側面深度的伸展，可以讓我們身體的側面與前方達到很好的伸展，同時伸展前側大腿的內側，加強全身協調與平衡的力量。

打開髖關節、腹股溝、大腿後側、肩膀，保持核心力量，改善姿態和穩定性。 — **功效**

［分解步驟］

1 站姿預備。

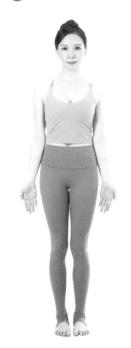

2 吸氣，雙腳往外打開三個肩膀寬，將雙手往上延伸，伸展身體前方肌肉。

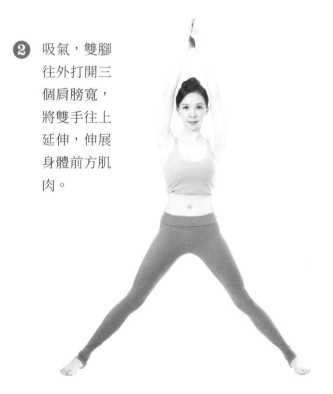

3 雙手平舉，向兩側均等延展。肩胛骨下沉，雙手延展，掌心朝下。轉動前面腳，腳趾朝前端墊子。轉動後面腳，腳掌內扣 45 度。

4 呼氣，延展前端手臂向前，該側髖部向內。吸氣，保持看前面手指，延展手臂、腿、手指、腳趾。胸腔上提，肚臍內收。

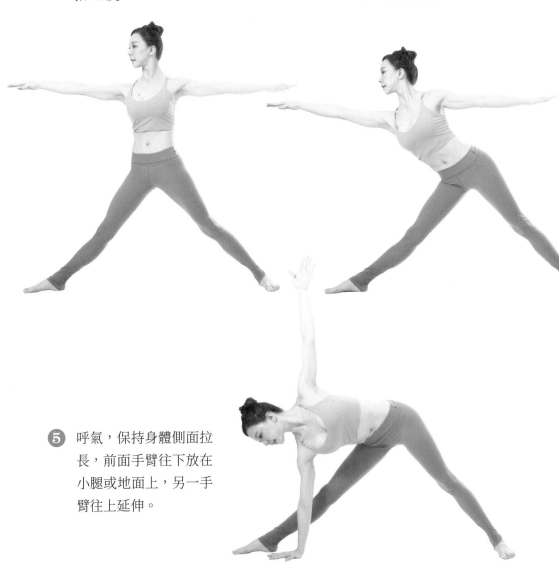

5 呼氣，保持身體側面拉長，前面手臂往下放在小腿或地面上，另一手臂往上延伸。

⑥ 頭部往上，看向上方手指。保持手掌朝內，
胸腔打開。停留 5-8 個呼吸，換另一側。

補充説明

- 保持前腿內旋，後腿外
  旋，髖部展開，並保持
  兩側腰均等延展。
- 若頸部緊繃，頭部可不
  往上看，由側面或往下
  放鬆即可。

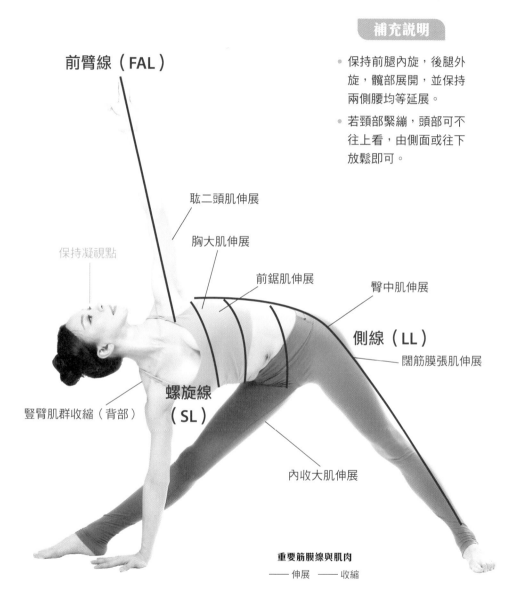

前臂線（FAL）

肱二頭肌伸展

胸大肌伸展

前鋸肌伸展

臀中肌伸展

保持凝視點

側線（LL）

闊筋膜張肌伸展

螺旋線

（SL）

豎臂肌群收縮（背部）

內收大肌伸展

重要筋膜線與肌肉
—— 伸展 —— 收縮

［蓮花式］

Lotus Pose
Padmasana

難 易 度 —— ★

動作介紹 —— Padma 是一朵蓮花的意思。蓮花式是瑜伽體式中最基礎的動作之一，這個坐姿常常主要用於冥想靜心或課程的開始。

有助於身心放鬆，—— 功 效
增 加 意 識 和 注 意
力，激發內部潛能，
啟動身體的能量。

［分解步驟］

1 坐姿預備，雙腿伸直，雙手於身後，將身體向後拉，感覺讓大腿後方皮膚向下。

2 用右手扶大腿內側向外，左手相同，雙腿呈盤腿。將大腿與臀部向後，感受坐骨向下，頭頂向上延伸。

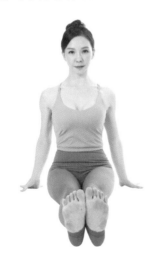

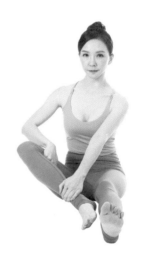

❸ 將左右大腿的肌肉分別由內側往外撥，讓坐骨坐正於地面上。

❹ 雙手可輕鬆放在膝蓋上，也可以呈手印坐姿。視線向正前方，停留 5-8 個呼吸。

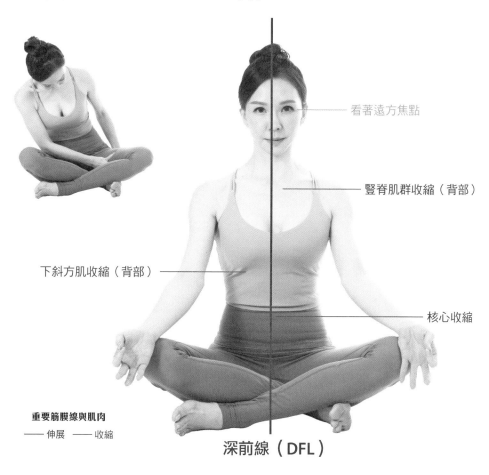

看著遠方焦點

豎脊肌群收縮（背部）

下斜方肌收縮（背部）

核心收縮

重要筋膜線與肌肉
—— 伸展　—— 收縮

深前線（DFL）

【 補充說明 】

- 若下背會無法坐直、坐正，可以坐在瑜伽磚上或瑜伽枕，讓膝蓋低於骨盆即可。
- 蓮花式並不是容易的動作，兩腿必須從髖臼處開始向外旋轉 90 度。

［束角式］

Bound angle pose
Baddha Konasana

難易度 —— ★

動作介紹 —— Baddha 是抓住、限制的意思，Kona 是角的意思。束腳式可以讓人有穩定與喜悅的感受，可以深度的打開大腿內側與腹股溝的空間。

打開骨盆區域，有效地刺激神經系統，放鬆身心壓力。緩解經期疼痛、改善經期不規律、促進卵巢功能正常。促進骨盆區域和腹部的血液循環，滋養女性的子宮和卵巢，平衡賀爾蒙。懷孕的女性經常練習束角式有助於減少分娩時的疼痛，幫助生產。男性則可使腎臟、前列腺和膀胱保持健康，緩解睪丸的疼痛和墜脹。 —— 功效

［分解步驟］

1 坐姿預備，吸氣，雙腿伸直，雙手在後方支撐將身體向上。

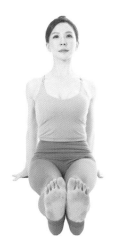

2 右手抓右膝蓋窩，彎曲右膝。左手抓右腳踝，讓右腳腳後跟靠近會陰，再緩慢抽出右手。左邊亦同。

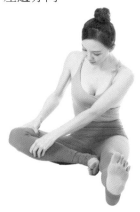

❸ 感覺大腿內側力量從鼠蹊到膝蓋，連結大腿外側從膝蓋到骨盆打開。停留四個深呼吸。

❹ 若可以，也可用手指鉤住大腳趾，維持背部直立。

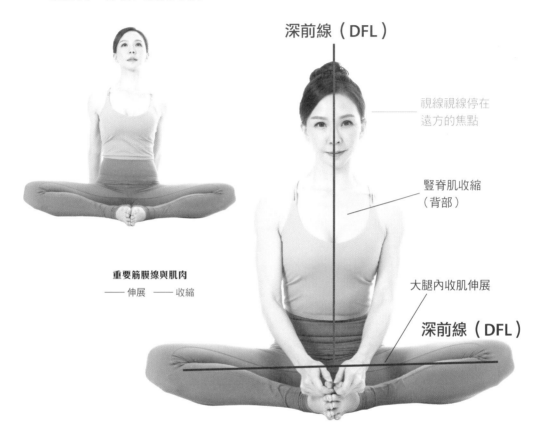

深前線（DFL）

視線視線停在遠方的焦點

豎脊肌收縮（背部）

大腿內收肌伸展

深前線（DFL）

重要筋膜線與肌肉
—— 伸展　—— 收縮

- 背部無法直立或背部太緊，可在臀部下方墊毛毯，或者背靠牆。
- 不要用蠻力或彈振將膝蓋使勁向下壓，可以用手輔助將大腿外旋，幫助膝蓋更好地打開。
- 進階：前彎向下

［新月式］

Low Lunge
Anjaneyasana

難易度 —— ★

動作介紹 —— 新月是個開髖的練習，傳統來說是一種臣服的感受，讓我們在跪力的狀態下，得到祈福的感覺，通常做為拜月式的連接動作，可引導下一個動作進行。

提高下肢、伸展髖屈肌，緩解長期久坐引起的不適。增加骨盆腔肌肉以及關節內的血液循環。 —— 功效

［分解步驟］

① 跪姿預備，並進入下犬式。

② 吐氣，右腳向前至雙手中央，前腳內側下壓，小腿垂直地面，膝蓋朝第二腳趾。

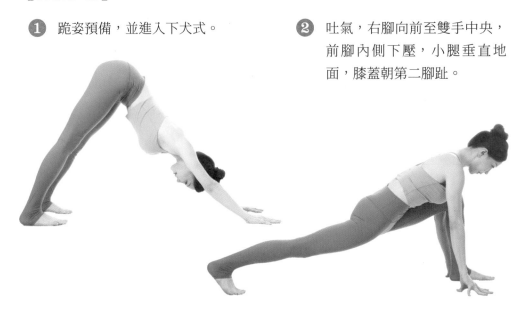

③ 左腳跟向後，左腿伸直後，小腿、腳掌向下推地，膝蓋無壓力慢慢落下地面。感受左側腹股溝無擠壓。

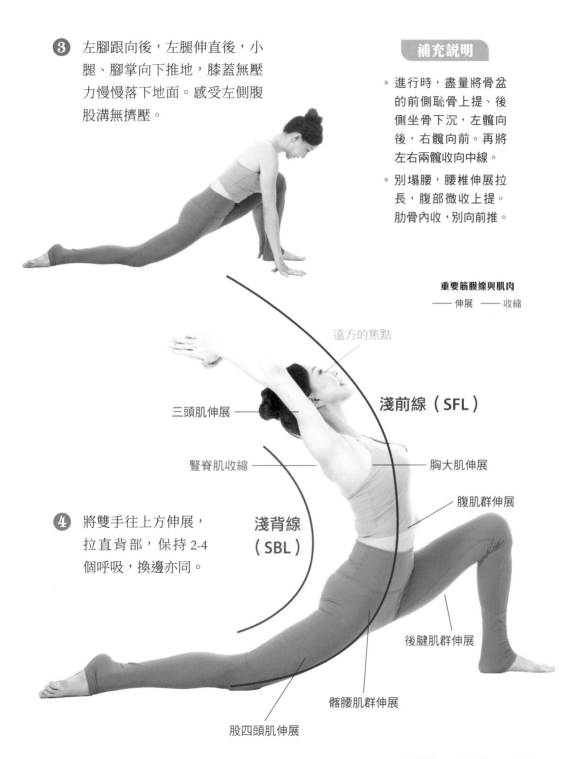

補充説明

- 進行時，盡量將骨盆的前側恥骨上提、後側坐骨下沉，左髖向後，右髖向前。再將左右兩髖收向中線。
- 別塌腰，腰椎伸展拉長，腹部微收上提。肋骨內收，別向前推。

重要筋膜線與肌肉
—— 伸展 —— 收縮

遠方的焦點

淺前線（SFL）

三頭肌伸展

豎脊肌收縮

胸大肌伸展

腹肌群伸展

④ 將雙手往上方伸展，拉直背部，保持 2-4 個呼吸，換邊亦同。

淺背線（SBL）

後腱肌群伸展

髂腰肌群伸展

股四頭肌伸展

［鴿式］

One-Legged Royal Pigeon Pose
Eka Pada kapotasana

難 易 度 —— ★★

動作介紹 —— 梵文中 Eka 是「單」、pada 是「腳」、kapota 是「鴿子」。鴿式是開髖的練習，在骨盆柔軟的狀態下，將身體向下、打開胸口，則可擁有像鴿子般自由自在的感受。

伸展後腿前方髖關節，與前腿後方與外側，強化大腿及小腿曲線，讓曲線結實有彈性。使腰部柔軟、靈活。 —— 功 效

［分解步驟］

① 跪姿預備，並進入下犬式。

② 吐氣，右腳向前屈膝外展，雙手支撐身體。

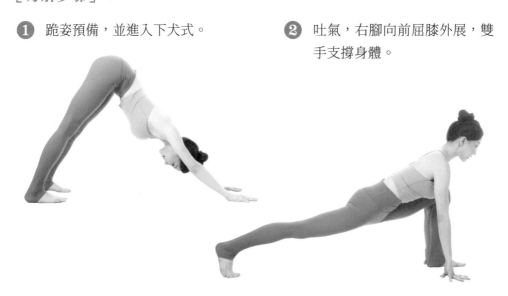

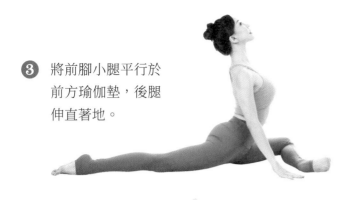

3 將前腳小腿平行於前方瑜伽墊，後腿伸直著地。

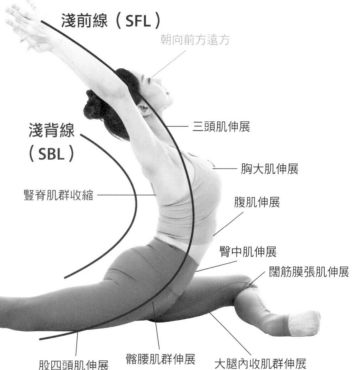

4 將雙手往上伸展，延伸背部。保持 2-4 個呼吸，換邊亦同。

淺前線（SFL）

朝向前方遠方

淺背線（SBL）

三頭肌伸展

胸大肌伸展

豎脊肌群收縮

腹肌伸展

臀中肌伸展

闊筋膜張肌伸展

股四頭肌伸展

髂腰肌群伸展

大腿內收肌群伸展

補充說明

- 膝部和髖部受傷者，及背部或肩部受傷者需要調整適當的方式再練習。
- 輔具：若無法骨盆端正可在臀下墊瑜伽磚。
- 變化：鴿式前彎

［牛面式］

Cow Face Pose
Gomukhasana

動作介紹 ── 在梵文中，Go 意思是「牛」，mukha
的意思是「臉面」。這個姿勢從正
面看像一張牛臉的身印。雙腳交叉
的形象如同牛的雙唇，而單手向
上的感受在遠觀中如同是一個
牛面的形象。

增加臀部肌肉和大腿外 ── 功效
側的伸展，尤其是在臀
大肌和梨狀肌，改善坐骨
神經的壓迫。在身體部分，
可以改善駝背的現象，伸展
胸腺與腋下淋巴，疏通乳腺、
幫助胸部血液循環與豐滿。

［分解步驟］

① 坐姿預備。

② 將左腿交疊於右腿上方，盡量
讓膝蓋在同一直線上。

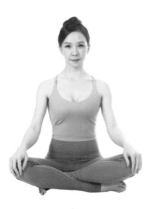

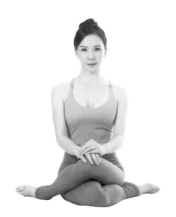

❸ 右手向上伸直，
手肘微彎，讓掌
心觸碰背部。右
手向下，微彎手
臂，用左手掌扣
住右手肘。

❹ 如果可以，將兩手
掌於背部交握。停
留四個深呼吸，換
邊亦同。

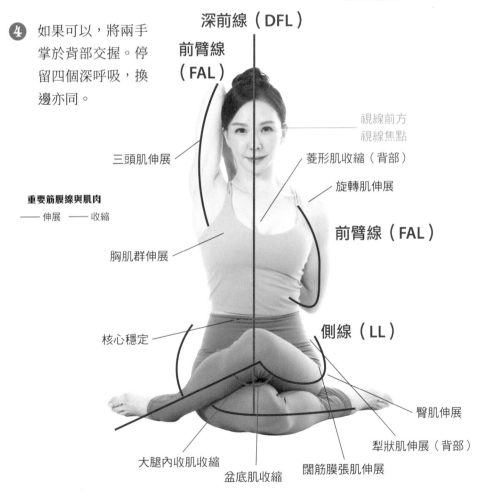

深前線（DFL）

前臂線
（FAL）

視線前方
視線焦點

三頭肌伸展

菱形肌收縮（背部）

旋轉肌伸展

重要筋膜線與肌肉
—— 伸展　—— 收縮

前臂線（FAL）

胸肌群伸展

核心穩定

側線（LL）

臀肌伸展

犁狀肌伸展（背部）

大腿內收肌收縮

盆底肌收縮

闊筋膜張肌伸展

生殖輪——牛面式　081

［旋轉頭碰膝式］

Revolved Head-of-the-Knee Pos
Parivrtta Janu Sirsasana

── ★★

動作介紹 ── 在梵文中，parivrtta 是「反轉」，janu 是「膝蓋」，而 sirsa 意指「頭」。這個姿勢即是旋轉身體，並用頭部觸碰膝蓋的意思。

可伸展側腰、肋骨兩側 ── 功 效
及大腿內側，幫助呼吸
順暢，改善背部緊繃，改
善疲勞、幫助睡眠品質。

［分解步驟］

1 坐姿預備。

2 將左腳彎曲，右腳向外伸直。

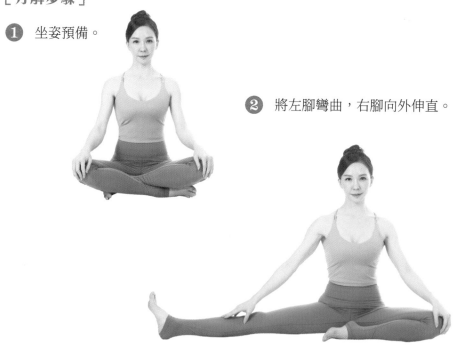

❸ 將右手往前延伸，用手指鉤住
大腳趾。

❹ 吸氣左手向上、向右側斜上方
延伸，感受左腳大腿內側與身
體右側的伸展。

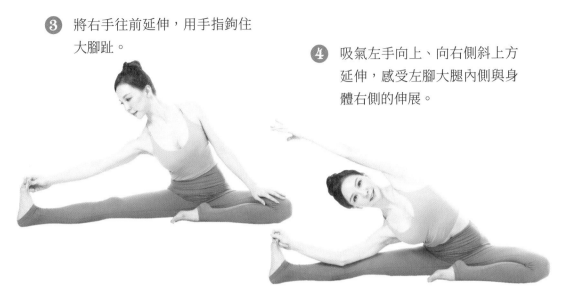

❺ 如果可以，將左手往下帶，並用左手指觸
碰到右手。停留呼吸 3-5 次。換邊亦同。

重要筋膜線與肌肉

—— 伸展 —— 收縮

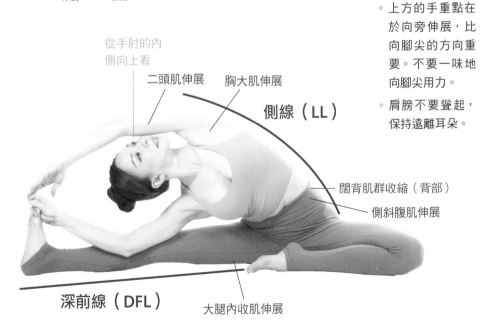

從手肘的內
側向上看

二頭肌伸展

胸大肌伸展

側線（LL）

闊背肌群收縮（背部）

側斜腹肌伸展

深前線（DFL）

大腿內收肌伸展

［坐角式］

Seated Wide-Angle seated
Upavistha Konasana

難易度 ── ★★

動作介紹 ── 在梵文中，Upavistha 是坐立，kona 是角度。
坐角式是一種給人平靜感受的瑜伽姿勢。在
坐角式中，我們可以享受到腿部和背部的延
展，幫助大腿內側達到深度伸展，滋養生
殖系統、促進血液循環。

打開髖關節，讓 ── **功效**
骨盆回正。伸展
上半身和腿部深層
肌肉，改善大腿內側
柔軟度。

［分解步驟］

① 坐姿預備。

② 先將左腿向側邊打開、伸直。打開幅度直
到感受到大腿內側和腹股溝的拉伸，大約
120 度左右的角度。

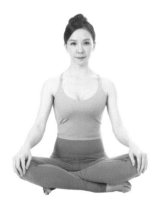

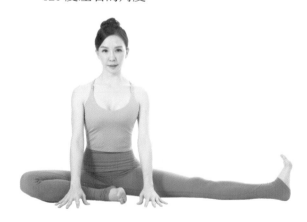

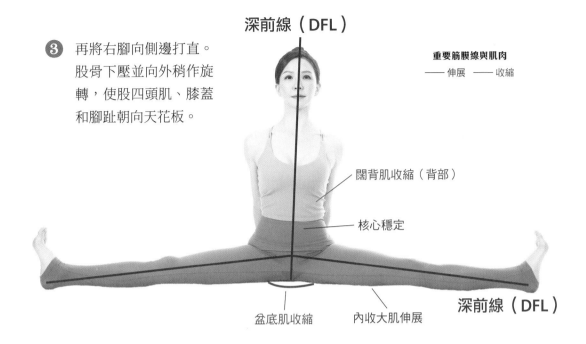

深前線（DFL）

❸ 再將右腳向側邊打直。股骨下壓並向外稍作旋轉，使股四頭肌、膝蓋和腳趾朝向天花板。

重要筋膜線與肌肉
── 伸展　── 收縮

闊背肌收縮（背部）

核心穩定

盆底肌收縮　　內收大肌伸展

深前線（DFL）

❹ 吸氣，伸展脊柱；呼氣，雙手向前伸，帶動軀幹向前向下。背部挺直，不要彎曲脊柱。在體式中感受呼吸。每次呼氣時，可以嘗試著稍稍做更多伸展。

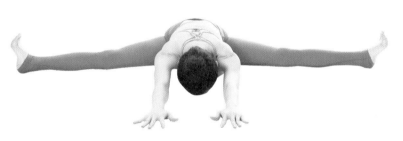

> ### 補充說明

• 若身體無法完全下彎伸直，停留在可以的位置即可。

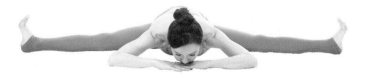

臍輪

Manipuraka Chakra

　　肚臍是寶寶與母親聯結的位置，這周圍的能量場便影響著與外在各種關係的互動，會儲存累積各種能量，臍輪也關於著勇氣和力量，代表意志力與對自己的自信。

　　臍輪平衡的人，有能力思考個人的觀點與信念，有能力做出正確的決策與方向，具有清晰判斷的智慧，臍輪是一個強大的光，可以照亮其他六大脈輪。

［聖人馬里奇］

Seated Twist
Marichasana

難易度 ── ★

動作介紹 ── 這是以印度神話人物命名的瑜伽體式。聖人馬里奇是創造之神梵天的兒子，也是太陽神蘇亞的祖父。

打開肩部，靈活脊柱與肩頸，緩解腰酸背痛。提升消化系統，改善便秘與腹脹。 ── 功 效

［分解步驟］

① 坐姿預備。

② 雙腿伸直，將右腳腳掌抵著左腳大腿內側。

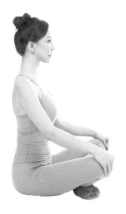

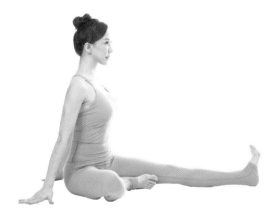

③ 將右腳跨過左腳外側後，左手
臂伸直向上，感覺脊柱向上延
展，胸腔向上提起。

④ 呼氣，左手肘抵抗右膝外側，
向右扭轉，將身體向左側轉動。

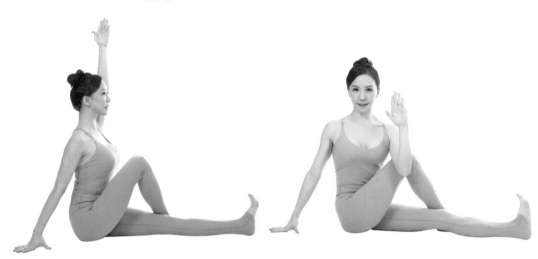

⑤ 吸氣，向上伸展背部，並將頭轉向右側，停留
5-10 個呼吸。吐氣，再轉回中間。換邊亦同。

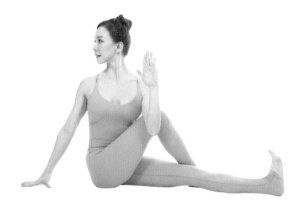

6 也可將在胸前雙手合十，同樣停留 5-10 個呼吸。

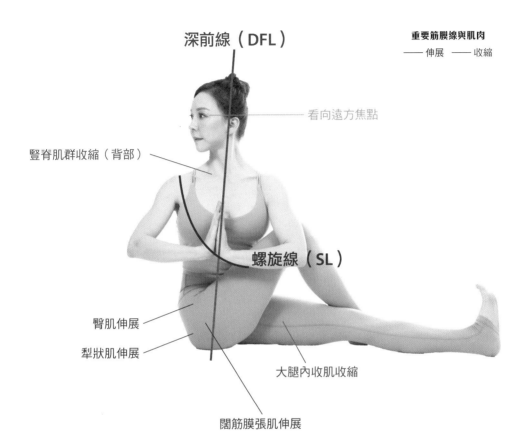

深前線（DFL）

重要筋膜線與肌肉
—— 伸展　—— 收縮

看向遠方焦點

豎脊肌群收縮（背部）

螺旋線（SL）

臀肌伸展

梨狀肌伸展

大腿內收肌收縮

闊筋膜張肌伸展

補充說明

- 經期練習不要擠壓到腹部，可開放式扭轉。
- 不建議飽腹的狀態下練習。
- 孕婦可練習開放式扭轉。
- 保持順暢的呼吸，切記不要憋氣。
- 旋轉胸椎保持腰椎延伸，而非擠壓腰椎扭轉。

［弓箭扭轉式］

難易度 —— ★★

動作介紹 —— 是一個深度的髖部伸
展，以及旋線、脊
椎的靈活練習。

伸展大腿的前側與側腰肌 —— 功效
群、腹部，以及旋轉增加脊
柱的靈活性，可以改善下背
的疼痛和下背緊繃的狀態，幫
助骨盆前傾的調整。

［分解步驟］

1 四足跪姿預備。

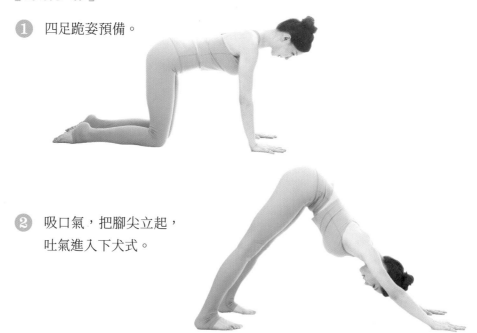

2 吸口氣，把腳尖立起，
吐氣進入下犬式。

❸ 吐氣讓左腳向前大步，感覺到
腳掌在手的內側，讓手指尖和
腳指尖在同一個平面上。

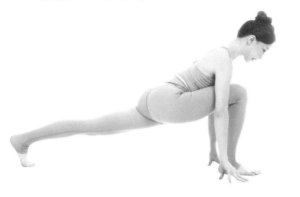

- 骨盆不可以歪掉，腳趾
  需有力的撐在地板上。
- 若腿部較無力，可將膝
  蓋放在地上，當膝蓋落
  地之後，要把重心微微
  的往前拉，把重量放在
  膝蓋的前緣。
- 旋轉時，記得肩膀不要
  聳起，肩膀遠離耳朵，
  讓脊椎向頭頂的方向延
  伸再旋轉。

❹ 讓左腳跟再往後延伸，
拉長膝蓋往下，感覺到
左腳大腿的前側和髖關
節 是 伸 展 的。停 在 這
裡，讓脊椎拉長。

❺ 右手扶著膝蓋，呼氣時身體轉
向右側，感覺到肩膀打開，頭
頂延伸。

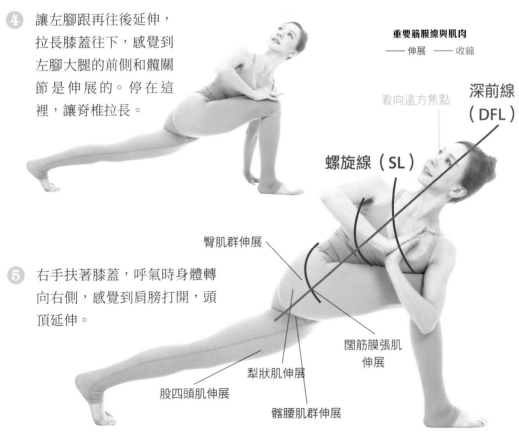

重要筋膜線與肌肉

—— 伸展　—— 收縮

看向遠方焦點

深前線
（DFL）

螺旋線（SL）

臀肌群伸展

闊筋膜張肌
伸展

犁狀肌伸展

股四頭肌伸展

髂腰肌群伸展

臍輪——弓箭扭轉式　　091

［美人魚式］

Mermaid Pose

難 易 度 —— ★

動作介紹 —— 美人魚式著重在上半身的伸展及
延伸，身體的動作看起來就像
是美人魚般優雅。

伸展體側肌肉，
拉伸手臂線條，具 —— **功 效**
有緊實手臂線條、
消除蝴蝶袖的效果。

［分解步驟］

① 金剛坐姿。

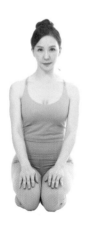

② 將右臀部坐在地板
上，維持上半身伸
直。吸氣，左手指
輕輕撐著地板，右
手往上延伸。

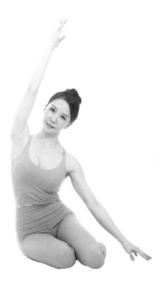

3 轉頭看向手臂延伸處，停留約 3-5 個呼吸。
換邊亦同。

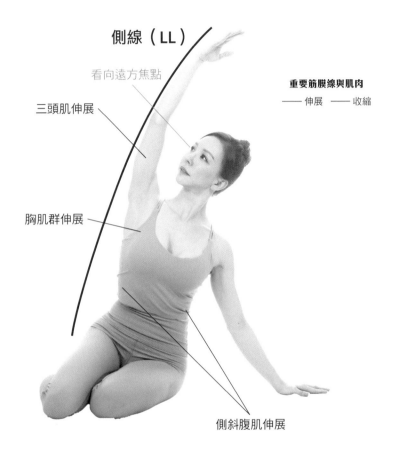

側線（LL）

看向遠方焦點

三頭肌伸展

胸肌群伸展

重要筋膜線與肌肉

―― 伸展 ―― 收縮

側斜腹肌伸展

補充說明

• 延伸手臂時，上半身隨著手臂自然延伸、彎曲，不需過度
打直或彎曲。

• 骨盆需正坐於地板，不要讓下半身歪斜。

• 手臂自然撐住即可，不要把上半身的力量全部壓在手臂上。

［虎式］

Tiger Pose
Vyaghrasana

| 難易度 | ★★ |

| 動作介紹 | 是一個可以增加勇氣的力量,需要有協調與平衡的肌力做為基礎。 |

讓脊柱更靈活、緩解腰背部酸痛感,雕塑臀部、強化深層背部肌群,適合產後婦女。　功效

［分解步驟］

❶ 跪姿預備。

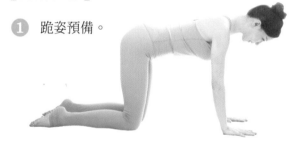

❷ 吸氣,手臂撐住地板,吐氣,將右腳往後伸直,膝蓋打直。

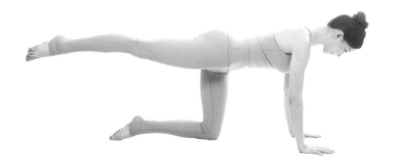

③ 呼氣，將左手慢慢往前方伸直，讓身體平衡後，感受腹部與臀部用力，保持喉嚨和頸部的柔軟。停留 30 秒到 1 分鐘。停留 5 個呼吸。換邊亦同。

重要筋膜線與肌肉

—— 伸展　—— 收縮

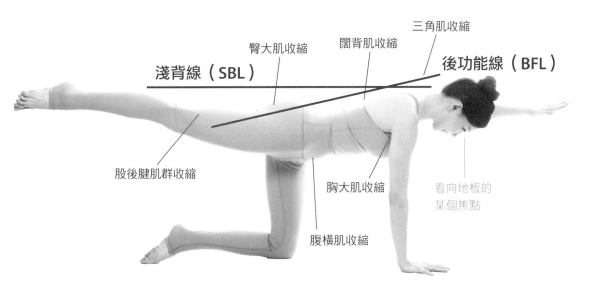

三角肌收縮

臀大肌收縮　　　闊背肌收縮

淺背線（SBL）　　　　　　　　　　後功能線（BFL）

股後腱肌群收縮

胸大肌收縮

看向地板的某個焦點

腹橫肌收縮

補充說明

● 往後延伸的腳與脊椎、手臂需呈一直線。

［船式］

Boat Pose
Navasana

難易度 —— ★★

動作介紹 —— Nava 是的船意思，船式就像一個小船在河上的動作感覺。

強化核心區域的穩定，包 —— 功效
含加強股直肌、髂腰肌、
腹直肌以及腹橫肌的力量，
增加身體的力量。提高平衡能
力，培養專注力。

［分解步驟］

① 坐姿預備。

② 將雙腳往前，屈膝並將上半身打直。

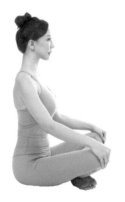

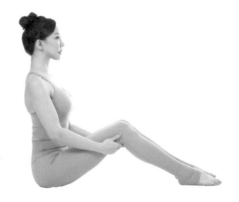

❸ 用腹部的力量將腿部緩緩帶起，也可將手放在膝窩下方撐著。此時身體微微後傾。

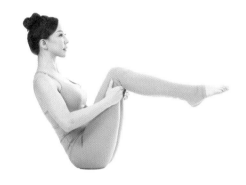

• 背部延伸，脊柱拉長，骨盆不要後傾，以核心帶動四肢，而非僅用大腿的力量。

• 大腿後側較緊的人，伸直腿會導致骨盆後傾，骨盆後傾會導致腰椎向後，所以做屈膝練習。

• 若腿部無法伸直，可以用繩子勾住腳掌雙手抓緊。

❹ 雙臂向前平舉，掌心向內側，雙腿伸直併攏，與地面成 45 度，保持約 5 秒。呼氣還原。

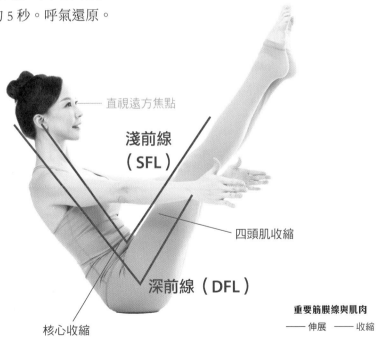

—— 直視遠方焦點

淺前線（SFL）

四頭肌收縮

深前線（DFL）

核心收縮

重要筋膜線與肌肉
—— 伸展 —— 收縮

［平板式／棒式］

Plank
Phalakasana・Dandasana

難 易 度 ── ★★

動作介紹 ── Phalaka 是門／木板的意思，動作就像一個木板一樣，整個身體是直的，而且穩定、緊實的。

啟動核心肌群，包括腹橫肌、腹直肌、腹外斜肌和臀部，增加運動能力，提升側面彎曲和腰部扭轉，支撐後背、完美臀部曲線。 ── **功 效**

［分解步驟］

1 四足跪姿預備。

2 吸氣，將下手臂及手掌緊貼地面，下手臂垂直於地面。

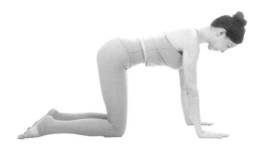

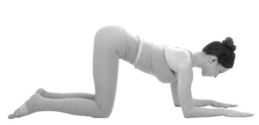

③ 呼氣，將雙腳輪流向後伸直，感覺腳尖內勾將
地面拉回。感受腹部與臀部用力，保持喉嚨和
頸部的柔軟。停留 30 秒到 1 分鐘。

重要筋膜線與肌肉
—— 伸展　—— 收縮

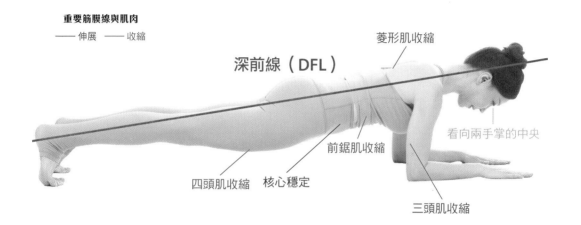

深前線（DFL）

菱形肌收縮

看向兩手掌的中央

前鋸肌收縮

四頭肌收縮　核心穩定

三頭肌收縮

補充說明

- 手指打開分散手腕的力量，手肘不鎖死，維持肉眼看不到的彎曲。
- 若手腕受傷的人可以做肘撐棒式，用手肘著地，將手肘向腳尖方向拉近會將力量更強力帶入核心。
- 肩胛骨不要成為羽狀肩，鎖骨展開，保持身體一直線，不要塌腰或拱背。

［半魚王式扭轉］

Half lord of the fishspose
Ardha Matsyendrasana

難易度 ── ★

動作介紹 ── 據說濕婆神曾到孤島向妻子帕瓦蒂
（Pavati）說明瑜伽精華，岸邊有
一條魚也在一旁專注地聆聽，濕
婆神了解這條魚已經懂得瑜伽的
真諦，於是將聖水灑在魚的身
上，它就成為神聖的形，因此
成為魚王（Matsyendra）。

可深度伸展腿外 ── **功效**
側與腰背的筋膜，
讓身體長期的壓力
解除，改善緊繃。保
健脊椎，讓脊椎有彈
性，並維護整個脊神經
系統的健康。

［分解步驟］

① 雙腿向前伸直，彎曲右膝右腳
來到左腿外側，左腳來到右臀
外側。

② 兩側坐骨坐實地面後，吸氣左
臂向上延伸。

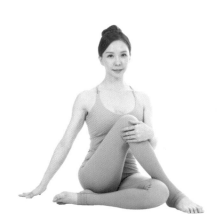

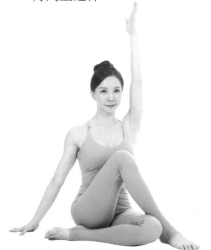

3 將雙手於胸前合十。

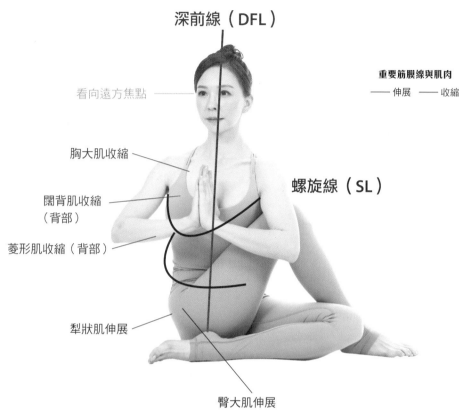

深前線（DFL）

看向遠方焦點 ————

重要筋膜線與肌肉
—— 伸展 —— 收縮

胸大肌收縮 ————

螺旋線（SL）

闊背肌收縮
（背部）

菱形肌收縮（背部）

犁狀肌伸展

臀大肌伸展

補充說明

- 若雙腳無法交疊坐正，可以用聖人馬里奇式進行。
- 保持脊柱向上向後旋轉，不可擠壓椎體。
- 以胸椎旋轉、腰椎拉長的原則旋轉。
- 進階：雙手於身後交握

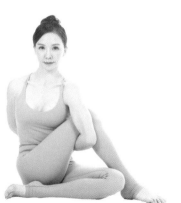

[倒膝]

Knee Drop

難易度 ── ★

動作介紹 ── 藉由地心引力加強側斜腹肌的向心
與離心的肌力，進而穩定肩胛帶
與核心的力量。

緊緻腰腹區域，加強 ── 功 效
腹部，尤其斜腹肌的控
制力，增加軀幹的動態穩
定性。

[分解步驟]

① 仰臥姿預備。雙臂展開 180
度，掌心向下穩定肩胛。

② 頸部放鬆，肩膀下沉，將雙腿
自然併攏後抬起，大腿垂直於
地面，小腿則平行地面。

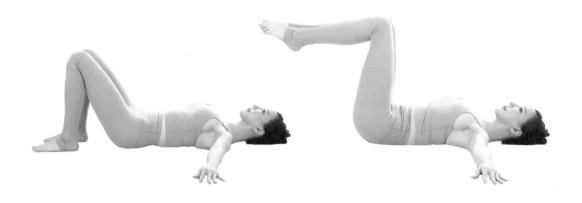

③ 吸氣，保持不動；呼氣，雙腿倒
向一側 45 度，保持腹部收緊。

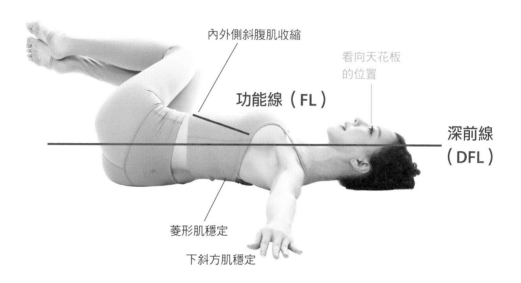

內外側斜腹肌收縮

看向天花板
的位置

功能線（FL）

深前線
（DFL）

菱形肌穩定

下斜方肌穩定

④ 呼氣還原；吸氣再向另一側倒。重複約
8-12 次，左右交替為一次。

補充說明

- 保持膝蓋一直線，骨盆
不扭轉。
- 肩膀穩定於地板上，當
轉動膝蓋時，頭不要跟
著動。

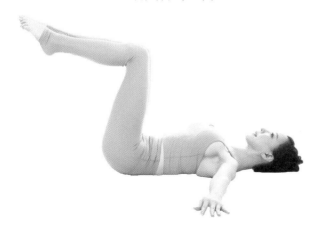

［百式］

Hundred

難易度 ── ★★★

動作介紹 ── 百式是彼拉提斯的經典動作，經典動作要
一邊讓雙手拍打 5 下，一邊吐氣 5 下，
吸氣拍打 5 下，這兩個動作都重複 10
次，則為一百次。因而為百式。

穩定核心，強 ── 功效
化腹肌，雕塑腹
部曲線。

［分解步驟］

① 仰臥姿預備，手臂在身體
兩側。

② 吸氣，脊柱延伸，將腿部抬起，
大腿垂直於地面，小腿則平行地
面，並將手放在膝蓋上。

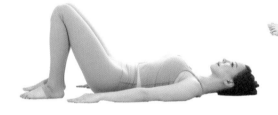

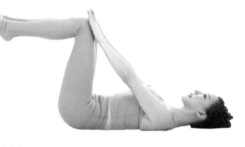

③ 吐氣時肚子往內縮，
盆底肌用力，雙腿伸
直，抬起上背，頭上
抬看肚子。

④ 輕快的短吸氣五下,同時手臂打直平行於
地面,上下小幅度地拍打五下。

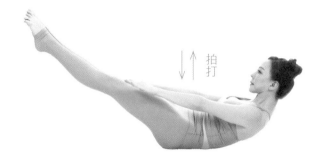

拍
打

- 想像把手放在水面上,
  輕拍水面、讓水濺起。
- 剛開始可以先以雙腳著
  地練百式,再進階讓雙
  腳呈 90 度,最後再換
  成雙腿伸直呈 45 度。
- 若抬頭時頸部很緊,可
  以先不要抬頭,確實感
  受身體不因手拍打而晃
  動即可。

⑤ 再輕快的短吐氣五下,手臂連續上下小幅度地拍打五
下後,回到預備姿勢休息。重複步驟共十次。

重要筋膜線與肌肉
—— 伸展 　—— 收縮

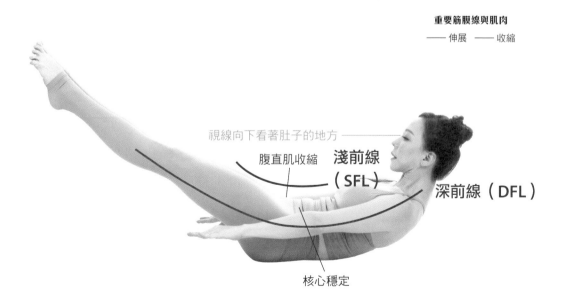

視線向下看著肚子的地方

腹直肌收縮 **淺前線**
（SFL）

深前線（DFL）

核心穩定

［鋸式］

Saw

難易度 ── ★★

動作介紹 ── 鋸式的動作是指身體的上半身如同
鋸子把木頭鋸斷般左右平移,並
利用此動作延展脊柱、加強腹
部肌群。

加強腹部肌肉、斜 ── 功效
方肌、背伸肌,並增
加脊柱旋轉空間。

［分解步驟］

① 坐姿預備。

② 雙腿與髖同寬向前伸直,雙手
打開平舉於肩膀的高度。

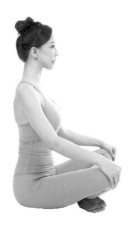

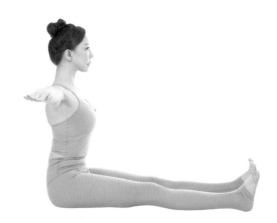

③ 吸氣，把軀幹向上延伸，快速呼氣兩次，分段有力的轉向右側。

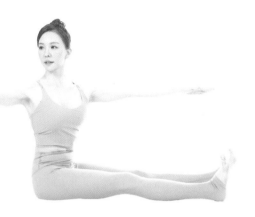

- 轉動時骨盆不可位移。下半身保持固定在瑜伽墊上。
- 肩膀不高低，背部保持直立向上，若雙腿後側太緊讓脊柱無法直立，可以微彎膝蓋練習。

④ 吸氣再次延伸脊柱，向左前彎，讓左手在右腳外側，呼氣時回到中心。換邊亦同。左右各四次延伸。

重要筋膜線與肌肉

—— 伸展　—— 收縮

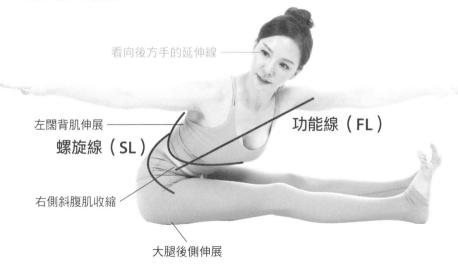

看向後方手的延伸線

左闊背肌伸展

螺旋線（SL）

功能線（FL）

右側斜腹肌收縮

大腿後側伸展

臍輪——鋸式　　107

心輪
Anahata

　　心輪代表愛與慈悲，對應著心臟、肺臟，以及呼吸系統，意味著要讓心胸開闊。

　　心輪打開的人，會給予周圍無條件的愛，也會不以功利為目的，真誠關心和幫助周圍的人，讓人感受到溫暖、幸福與和諧。

［輪式］

Wheel
Chakrasana

難易度 ★★★

動作介紹 輪式也可稱為上弓式（梵文是 Urdnva Dhanurasana），是種對脊椎很好的後彎動作。當進行時，身體彎曲如同一個輪子，輪式同時也是橋式的進階動作。

強化背部肌肉群、伸展放鬆肩關節和頸部肌肉、讓脊柱有彈性，也可預防駝背、開闊心胸。 **功效**

［分解步驟］

① 仰臥姿預備，雙腿伸直、兩手掌向上。

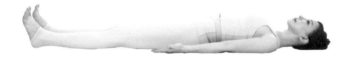

② 屈膝，將腳跟收回靠近臀部，讓小腿與身體垂直。

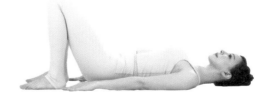

③ 彎曲手肘，讓掌心放在臉頰旁，雙手肘朝向天花板，指尖朝向肩膀，掌心向下壓緊地面。

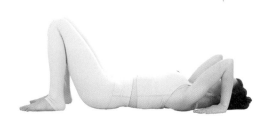

④ 吸氣，雙手推地，拱起背部，將腹部向上。

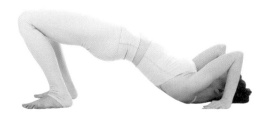

⑤ 將頭頂支撐在地板上，同時雙手、雙腿用力向下。

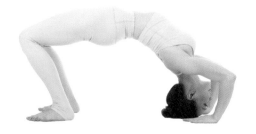

⑥ 手掌用力往上支撐，將手肘打直、頭頂離地，
保持這個姿勢，並進行四次深呼吸。結束後，
彎曲雙肘，慢慢把頭放低到地面上，接著把背
部一節節回地面上，進入嬰兒式休息。

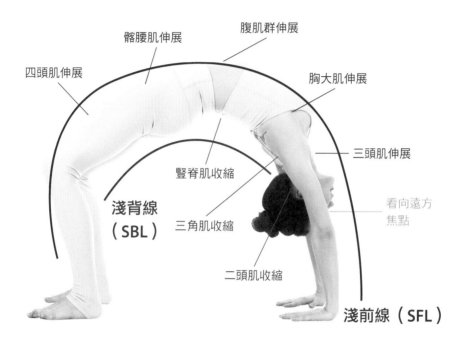

髂腰肌伸展　　　腹肌群伸展

四頭肌伸展

胸大肌伸展

三頭肌伸展

豎脊肌收縮

淺背線
（SBL）

三角肌收縮

看向遠方
焦點

二頭肌收縮

淺前線（SFL）

重要筋膜線與肌肉
—— 伸展　　—— 收縮

[補充說明]

- 初學者雙腳和雙手的距離可以離遠一點。
- 腳掌、膝蓋不要外八或上提。
- 如果頸椎有受傷，頭部不要過度後仰或撐
  於地面。

［太陽呼吸］

Sun Breath

難 易 度 —— ★

動作介紹 —— 配合呼吸、擁抱陽光的練習，
可以讓身體產生更好的正能
量、溫暖的能量。

幫助呼吸順暢，改善 —— 功 效
背部與脊柱僵硬。

［分解步驟］

❶ 蓮花座姿預備，將雙手在胸前
合十。

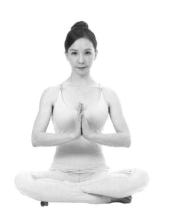

❷ 吸氣，將雙手向外打開、向上
伸展後停留在頭頂，吐氣，將
雙手於頭頂合十。

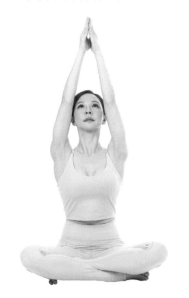

③ 吸氣，將手臂呈 45 度伸直，感覺像是要擁抱太陽。

④ 呼氣，雙手向下交叉讓身體向前捲下，並將手臂擁抱自己。吸氣，雙手再次向上伸長，帶動脊柱一節節向上。

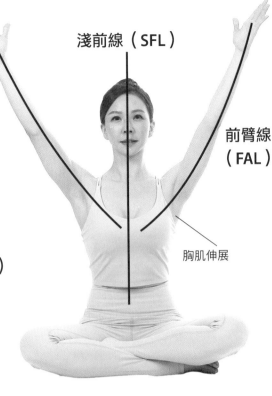

淺前線（SFL）

前臂線（FAL）

胸肌伸展

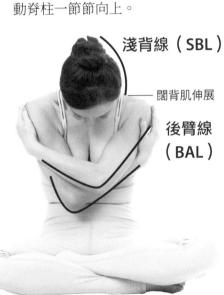

淺背線（SBL）

闊背肌伸展

後臂線（BAL）

重要筋膜線與肌肉

—— 伸展　—— 收縮

補充說明

• 骨盆需要坐正，若容易後傾可以將臀部墊高，讓脊柱保持靈活。

• 抬手時不要過度聳肩，也不要駝背。

⑤ 呼氣，向外打開慢慢從兩側放下。

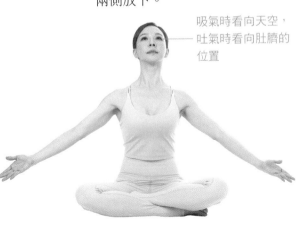

吸氣時看向天空，吐氣時看向肚臍的位置

[掌心交替旋轉]

難 易 度 ── ★

動作介紹 ── 是一個整理身體的協調平衡、手臂
與肩頸關係的很好的練習

改善肩頸痠痛和肩夾骨 ── 功 效
的不平衡,以及肩關節
的不適。

[分解步驟]

① 蓮花坐姿,盤腿預備。雙
手打開與肩平,右手掌心
朝上、左手掌心朝下。

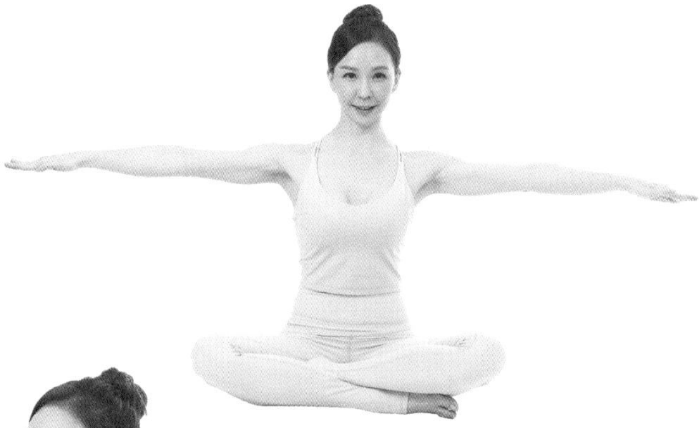

② 吸氣時,頭轉向右手。

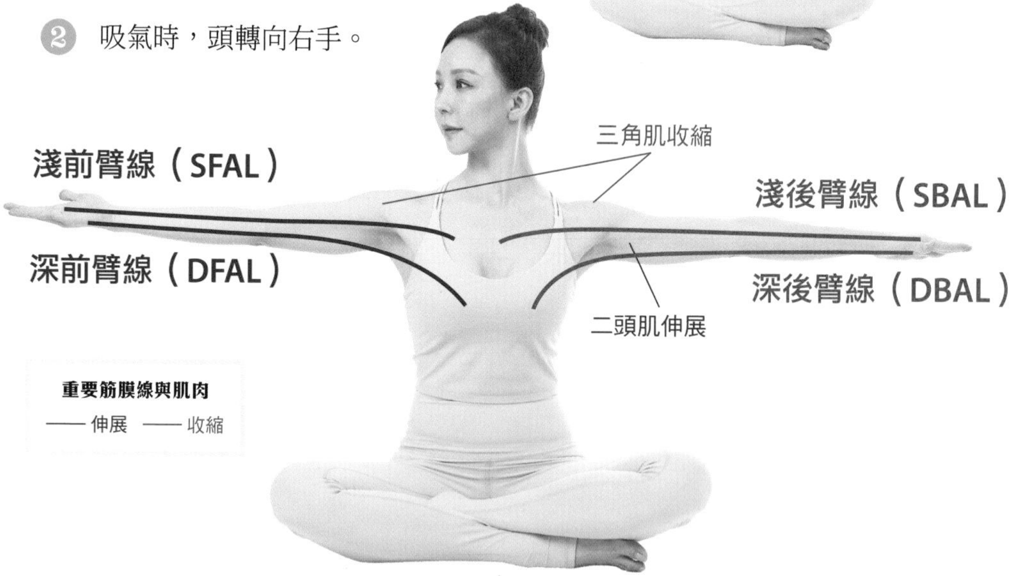

淺前臂線(SFAL)

深前臂線(DFAL)

三角肌收縮

淺後臂線(SBAL)

深後臂線(DBAL)

二頭肌伸展

重要筋膜線與肌肉
── 伸展 ── 收縮

④ 讓右手向上、左手向下，眼睛隨著右手走。讓右手和左手從上下回到身體的中央，在胸前伸直。

⑤ 吸氣同時看著左手，接著將左手向上、右手向下，打開來的同時看左側，保持左手掌心朝上、右手掌心朝下。

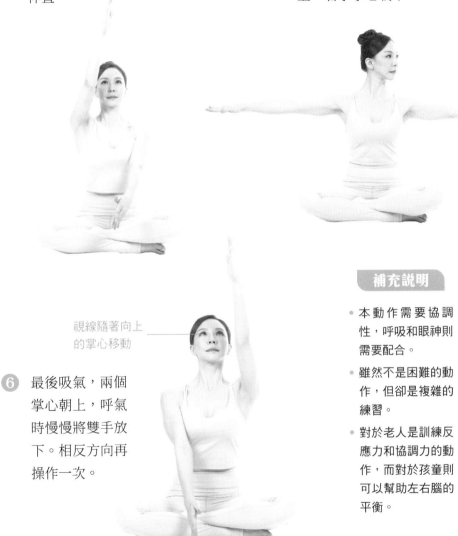

視線隨著向上的掌心移動

⑥ 最後吸氣，兩個掌心朝上，呼氣時慢慢將雙手放下。相反方向再操作一次。

補充說明

- 本動作需要協調性，呼吸和眼神則需要配合。
- 雖然不是困難的動作，但卻是複雜的練習。
- 對於老人是訓練反應力和協調力的動作，而對於孩童則可以幫助左右腦的平衡。

［蛇式］

Cobra Pose
Bhujangasana

難易度 ── ★

動作介紹 ── 在梵文中，「bhujanga」代表毒蛇，象徵在靈性之路上棄絕所有恐懼的能力。瑜伽裡認為放棄恐懼的方式不是逃避，而是靠近恐懼，從另一個角度看待它。

柔軟脊椎，打開心 ── **功效**
胸，使呼吸系統順
暢。強化背部的肌肉，
讓脊柱恢復彈性，增加
循環，使肝、腎獲得更
多血液的滋養。

［分解步驟］

① 俯臥姿預備。

② 雙手掌放於肩膀兩旁，上手臂與身體平行。

③ 吸氣，手臂伸直，將上半身撐
起，脊柱保持延伸向上。

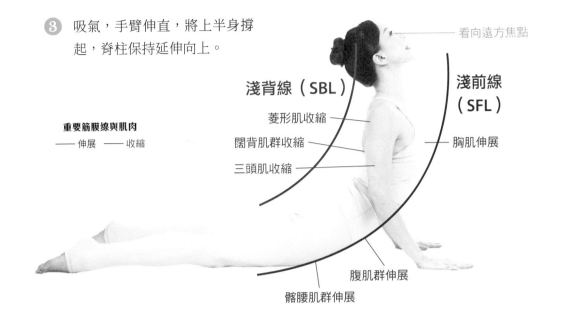

看向遠方焦點

淺背線（SBL）　　淺前線（SFL）

重要筋膜線與肌肉
—— 伸展　—— 收縮

菱形肌收縮

闊背肌群收縮

三頭肌收縮

胸肌伸展

腹肌群伸展

髂腰肌群伸展

④ 呼氣，保持身體延伸慢慢向下帶回。停留三個
深呼吸後，再慢慢將雙手放下。

補充說明

- 不要過度彎曲某一椎體，要平均伸展後彎。
- 讓胸口打開，不聳肩，將鎖骨向外，想像胸前有
  顆鑽石向外發亮。
- 雙腳保持平行不外旋，不要將臀部肌肉過度收緊，
  影響腰椎空間。
- 肚子需要微收讓脊柱保持延伸，手肘不鎖死，若
  無法伸直手臂，可將手肘彎曲著地或雙手微彎。

［金剛坐後彎］

High Heel Pose

難 易 度 — ★

動作介紹 金剛坐後彎簡單地說，便是以金剛坐
姿，將身體往後彎的姿勢，可將前
方的身體拉長，是可以伸展呼吸
系統與心輪的動作。

拉伸胸腔、脖子、腹 — **功 效**
部、肩膀、大腿前側
等處，改善長期駝背或
胸悶的狀況。

［分解步驟］

① 金剛座姿預備，膝蓋併攏，臀
部坐腳跟。

② 雙手在後方撐地，做後彎動
作，將胸腔抬高。

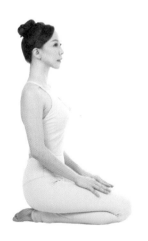

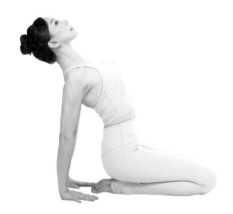

3 臀部離開腳跟，手臂延伸拉直，將胸腔打開，
頭部往上抬起。保持 5-10 次呼吸後回到原位。

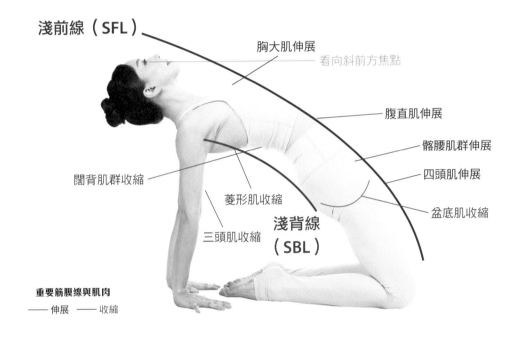

淺前線（SFL）

胸大肌伸展

看向斜前方焦點

腹直肌伸展

髂腰肌群伸展

四頭肌伸展

盆底肌收縮

闊背肌群收縮

菱形肌收縮

淺背線
（SBL）

三頭肌收縮

重要筋膜線與肌肉
—— 伸展 —— 收縮

補充說明

- 保持胸腔的向上及推髖向前，讓腹部
  前側、骨盆前側的肌肉群感受到完整
  的伸展。
- 頸部保持延伸、不向下折頸。

［反向戰士式］

Reverse Warrior

Viparita Virabhadrasana

難易度 —— ★★

動作介紹 —— 與戰士系列動作相同的練習，戰士會感覺到更多的精神與勇氣，而手向上時，會擁有更多的力量，故也稱為戰士舞蹈式，就像戰士在歡慶成功的感覺，是可以有更多勇氣及力量的開胸練習。

打開胸腔，改善久坐和壓力會造成的彎腰駝背。幫助呼吸順暢，使心情鼓舞，活力十足。

功效

［分解步驟］

① 站姿預備。

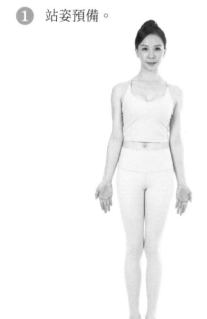

② 將雙腿打開約三個肩膀寬。

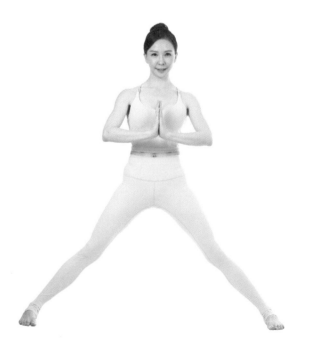

③ 來到戰士二式，左腿呈90度，
右腿伸直。

補充說明

• 身體向上但不是後
折腰部，後手不要過
度用力壓膝蓋外側。

• 當手臂伸展時，想
像自己是拿著火炬
向上照亮的戰士。

④ 吸氣，將右手向上延
伸，左手向後輕扶在
大腿外側，保持身體
平衡。停留 5-10 次呼
吸。換邊亦同。

淺前線
（SFL）

看向上方、手指
尖的延伸線

三頭肌伸展

胸肌伸展

腹直肌伸展

重要筋膜線與肌肉
—— 伸展　—— 收縮

豎脊肌收縮
（背部）

四頭肌收縮

淺背線（SBL）

盆底肌收縮

髂腰肌伸展

［駱駝式］

Camel pose
Ustrasana

難易度 —— ★★

動作介紹　駱駝在沙漠裡行走是需要儲存大量的能量，如同呼吸是我們最重要的能量來源，駱駝式將藉由打開胸腔啟動呼吸能量來滋養。

擴胸、強化背部肌力，改善圓肩與駝背，幫助呼吸系統，使呼吸順暢。　功效

［分解步驟］

① 金剛坐姿預備。

② 雙腳打開與髖同寬，小腿腳背貼地，腳尖指向正後方，雙手扶髖。

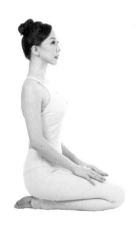

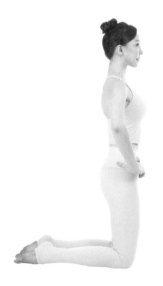

❸ 吸氣，抬頭挺胸，手肘內夾，身體後彎。

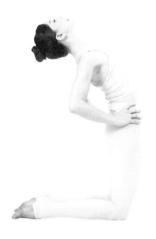

- 若無法觸碰腳尖可以將腳趾立起，或將瑜伽磚放在後方，將手放在上面支撐。
- 保持脊椎延伸向上，穩定後再向後。
- 不可折頸，讓頸椎在脊椎的延伸線上拉長。
- **變化**：可將手臂打直，延伸身體側邊。

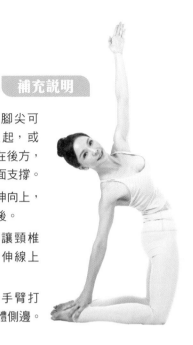

❹ 雙手依次放在雙腳上，頭在脊柱的延長線上。胸腔打開，髖部與膝蓋在一條直線上垂直於地面。停留 5 個深呼吸，呼氣再靠腹部的力量將身體帶回。

淺前線（SFL）

重要筋膜線與肌肉
—— 伸展　—— 收縮

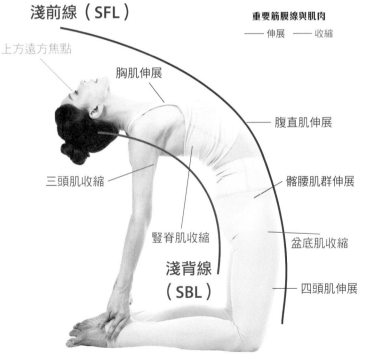

上方遠方焦點

胸肌伸展

腹直肌伸展

三頭肌收縮

豎脊肌收縮

髂腰肌群伸展

盆底肌收縮

淺背線（SBL）

四頭肌伸展

［弓式］

Bow Pose
Dhanurasana

難易度 —— ★★★

動作介紹 —— 弓式的手臂就是弓弦，向上拉起的頭部、軀幹和腿部則是弓身，這個體式就像是一張拉開的弓。

促進脊柱的伸展，可減輕肩部僵硬、緩解肩部疼痛，對於長期拿重物，肩臂緊繃或容易胸悶的人都有很好的開展功能。促進腹部血液循環，改善消化功能。 —— **功　效**

［分解步驟］

① 　俯臥姿預備。

② 　右腿屈膝讓肩外旋，手掌心抓住腳背，另一邊同樣抓住腳背。

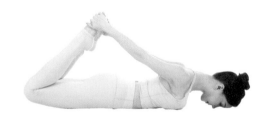

③ 吸氣，腳背推手，讓膝蓋、大腿離地，再利用
腹部的力量，依序將下巴、胸腔、肋骨離地。
保持 3-5 次呼吸。緩緩將身體回到地面。

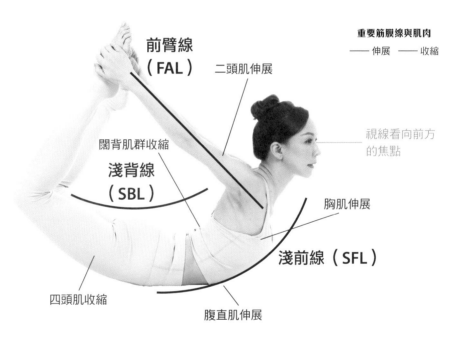

重要筋膜線與肌肉
—— 伸展　—— 收縮

前臂線
（FAL）

二頭肌伸展

視線看向前方
的焦點

闊背肌群收縮

淺背線
（SBL）

胸肌伸展

淺前線（SFL）

四頭肌收縮

腹直肌伸展

補充說明

- 有腰椎間盤突出或者移位者不可練
  習，以免受傷。
- 此動作難度較高，需要較完整的暖身
  後再練習。

喉輪
Vishuddha

　　喉輪在身體上與頸部區域相對應，更確切地表達思想和感覺之間的連結，充滿靈感和呼吸的空氣，這是一個物質與精神糧食必經的道路。

　　因此，喉輪與溝通、人與人之間的關係都息息相關，它是交流和轉變的中心，生理方面也代表的甲狀腺與副甲狀腺的平衡。當喉輪得到平衡，我們會擁有更好的表達與溝通能力，了解如何表達自己與發表意見。當心智層面是明晰的、正義的，有耐心且具有尊嚴的，表達也會更加清晰明白。當你擁有自己的呼吸時，就會感到內在的節奏與平靜。

［Ujjayi呼吸法］

Victorious Breathing
Ujjayi

難 易 度 ── ★

動作介紹 Ujjayi 是 panayama，pana 代表能量、yama 代表延長，是生命能活用法之一，是呼吸、能量、調節的方式。又稱為勝利呼吸、喉呼吸、觀呼吸，呼吸時的聲音就像大海，也像潮汐般，是使用鼻子吸、鼻子呼的感覺。

使用 Ujjayi 呼吸法 ── **功 效** 的喉嚨，就像水管被捏住時水會噴得比較遠，能量會發射的比較有衝勁、也會增加生命能量。所以其功能會讓人更有活力、精神，能量更加飽滿。

［分解步驟］

① 蓮花坐姿預備，閉上雙眼，使用鼻子深長穩定的吸氣，感受吸氣的時候讓空氣充滿肺的底層，再用鼻子緩慢深長而穩定的呼氣，感受一吸一呼間有潮汐的聲音。重複 5-10 分鐘，保持雙眼閉目，內視自我。

重要筋膜線與肌肉
── 伸展　── 收縮

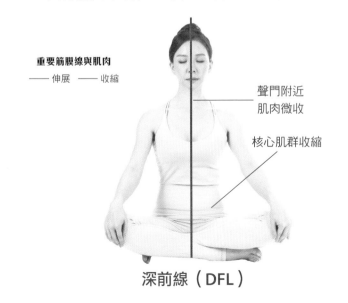

聲門附近
肌肉微收

核心肌群收縮

深前線（DFL）

補充説明

- 讓下巴微收放在鎖骨中間的凹陷處，微收喉嚨的感受能讓能量更飽滿。

- 運用鼻吸、鼻呼時，要感受到氣向下沉，若向上容易頭暈或脹痛。

［犁式］

Plow pose
Halasana

動作介紹　在梵文中，「Hala」是犁鋤，而犁式則是身體往後翻的外觀看起來像犁鋤般，是倒立姿勢的一種。

按摩脊柱、改善肩肘僵硬、腰痛和背部緊繃、緩解失眠和焦慮、減輕偏頭痛、改善甲狀腺、甲狀旁腺的功能。　功　效

［分解步驟］

① 仰臥姿預備，將膝蓋彎曲呈45度。

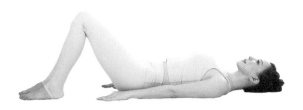

② 吸氣，將大腿往腹部收起，膝蓋靠近胸腔。

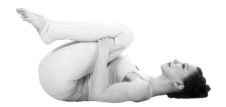

③ 從地板上像滾球般向後滾，接著，立刻往前滾動並坐起。

④ 身體往後倒向地面，並將雙腿往斜上方抬起。保持呼吸，雙手支撐在骨盆兩側，將骨盆向上推起，感覺到脊椎延伸拉長，此時需注意不壓迫到頸椎。

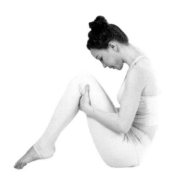

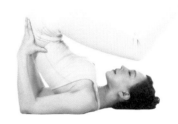

⑤ 將膝蓋伸直往前延伸，腳掌打直、腳趾停在地面。停留約 5 個呼吸後，彎曲膝蓋慢慢身體將回復。

補充說明

• 生理期、高血壓或頸椎受傷者皆不可練習。

• 若脊柱僵硬者需有足夠的暖身。

• 初學者可在頭上方用椅子支撐雙腿。

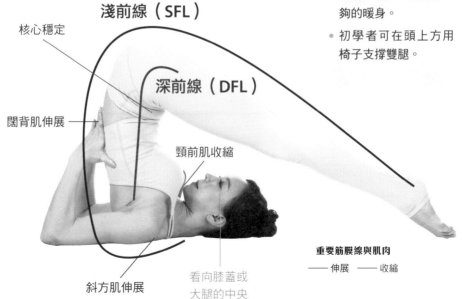

淺前線（SFL）

核心穩定

深前線（DFL）

闊背肌伸展

頸前肌收縮

斜方肌伸展

看向膝蓋或大腿的中央

重要筋膜線與肌肉

—— 伸展　　—— 收縮

［獅子式］

Lion Pose
Simhasana

難易度 — ★

動作介紹 大部分的瑜伽動作是保持臉部平和，讓身體有張力，但獅子式則是大表情的動作，將臉部表情張力撐到最大，包括把眼睛撐到最大、視線來到兩眉之間，以及將舌頭伸出，對呼吸、發音都有很好的幫助。

增加表情靈活度、美容養顏，可改善語言表達能力，溝通更清晰，增加人際關係。 — **功效**

［分解步驟］

1 蓮花坐姿預備。

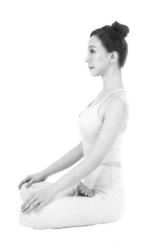

2 雙臂朝前伸展，手掌放在地面上，手指向身體方向，以膝蓋支撐身體立起，使手臂完全伸展，並將重心放在手掌和膝蓋上。

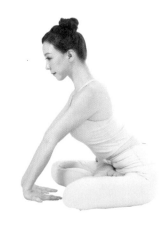

3 張開嘴，伸出舌頭儘量朝下巴靠，停留約 30 秒。
記得用嘴呼吸。呼氣時，發出「aa」的聲音。呼氣
結束時，將舌頭收回雙唇合併。連續重複 3-7 次。

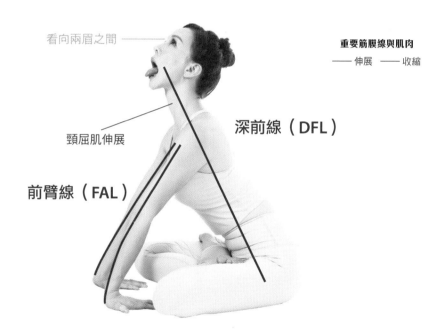

看向兩眉之間

重要筋膜線與肌肉
—— 伸展 —— 收縮

深前線（DFL）

頸屈肌伸展

前臂線（FAL）

補充說明

• 若無法撐起身體使膝蓋著地，可單純
盤腿練習即可。

［頸部伸展］

Neck Stretch

難易度 ── ★

動作介紹 ── 頸部是最容易痠痛的位置，無論是姿勢不正確、肌肉不平衡，甚至情緒都會影響。

舒緩肩頸痠痛， ── **功效** 讓姿勢歸正。

［分解步驟］

① 蓮花坐姿預備。

② 左手臂內旋，掌心朝下放在臀部下方，將脊椎向上延伸。右手將頸部往右方輕拉。停留 5-10 個呼吸。

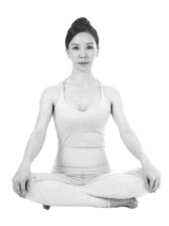

重要筋膜線與肌肉
── 伸展 ── 收縮

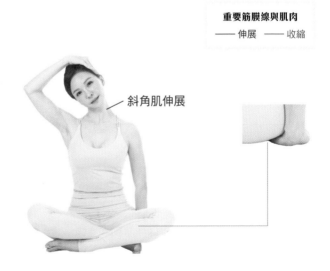

斜角肌伸展

❸ 右手將頸部往右後伸展。停留
5-10 個呼吸。

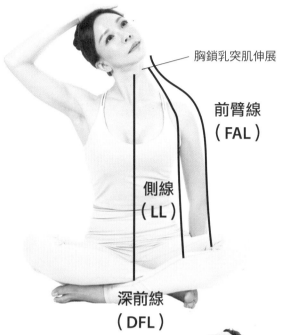

胸鎖乳突肌伸展

前臂線
（FAL）

側線
（LL）

深前線
（DFL）

補充說明

• 若手掌很疼痛，可
  以先不將手掌坐在
  臀下伸展。

• 伸展頸部需保持延
  伸的感受，不可壓
  折頸椎。

重要筋膜線與肌肉
—— 伸展　—— 收縮

❹ 最後將頸部往右
斜後方輕推。停
留 5-10 個呼吸。
換邊亦同。

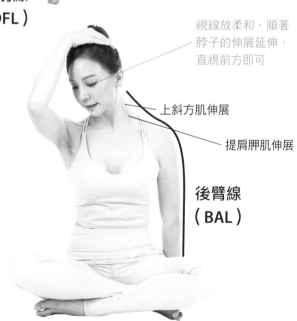

視線放柔和，順著
脖子的伸展延伸，
直視前方即可

上斜方肌伸展

提肩胛肌伸展

後臂線
（BAL）

［開胸推頭］

Alternate Arm Stretch

難 易 度 —— ★

動作介紹 —— 開胸推頭為加強頸部後部肌肉，
意即將胸廓打開，並用推壓的力
量整理背部、肩頸與脊椎的關
係，平衡肩帶的關節與緊繃。

改善肩頸的靈 —— **功 效**
活性，保持肩頸
平衡，改善胸悶
與上交叉症候群。

［分解步驟］

❶ 蓮花坐姿預備。

❷ 將雙手於胸前十指
交握，並伸展手指。

❸ 吸氣，將頭部往
下，手臂打直，掌
心向前延伸，此時
注意不要聳肩。

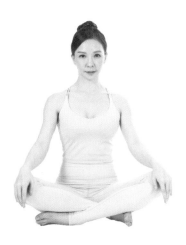 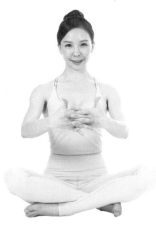 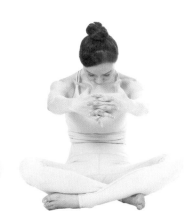

④ 吐氣，雙手往上伸直、延伸，
並將頭部往上抬起。

⑤ 將交握的手指放到後腦杓，以大
拇指輕推頸部，並用頸部的力量
往回推，停留約 5-10 個呼吸。

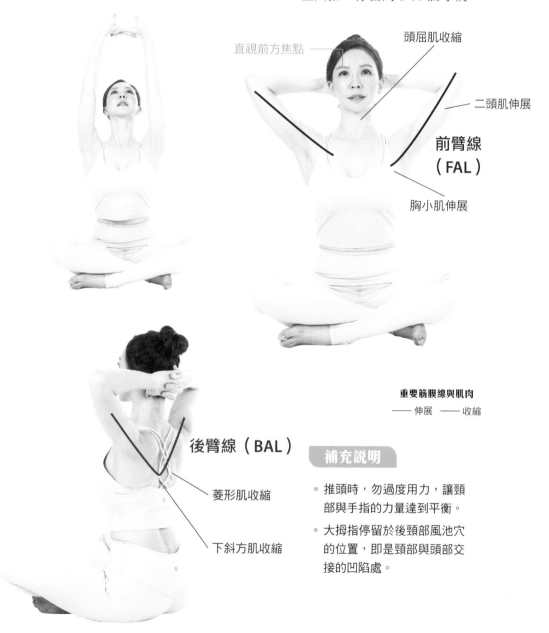

直視前方焦點

頭屈肌收縮

二頭肌伸展

前臂線
（FAL）

胸小肌伸展

後臂線（BAL）

菱形肌收縮

下斜方肌收縮

重要筋膜線與肌肉
—— 伸展 —— 收縮

補充說明

- 推頭時，勿過度用力，讓頸
  部與手指的力量達到平衡。
- 大拇指停留於後頸部風池穴
  的位置，即是頸部與頭部交
  接的凹陷處。

［魚式］

Fish Pose
Matsyasana

難易度 — ★

動作介紹 — 在梵文中，「Matsya」意指魚，就像一隻魚、鯉魚躍龍門般跳躍的狀態，讓身體有更多空間的感覺。

打開胸廓與喉嚨的空間，平衡甲狀腺，使呼吸順暢，也是打開心輪和喉輪的動作。 — **功效**

［分解步驟］

1 仰臥姿預備，雙腿併攏，雙手放在臀部下方。

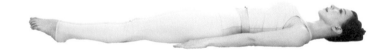

2 吸氣，延展脊柱，將胸腔向上抬起，手臂伸直、向頭頂延伸。

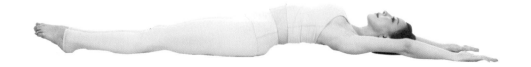

③ 吐氣，將手臂帶回身體側邊，並將上手臂平舉與身體呈 90 度。

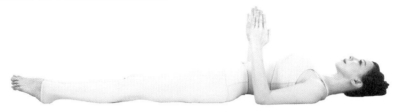

④ 吸氣，用腹部的力量將胸腔向上抬起，雙肩向後向外打開，頭頂頂在地板上，停留約 5-10 個呼吸後，將頭微微離地再放回地面。

重要筋膜線與肌肉
—— 伸展　—— 收縮

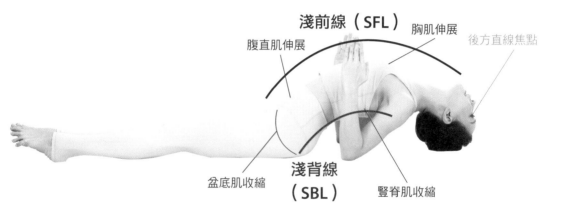

淺前線（SFL）　胸肌伸展
腹直肌伸展　　　　　　　　後方直線焦點
盆底肌收縮　　淺背線（SBL）　豎脊肌收縮

補充說明

- 頸椎受傷或駝背很嚴重的人，建議不要做這個動作。
- 頸椎受傷的人可以用頭部後方（後腦杓）微微撐地即可。

［肩倒立］

Shoulder Stand
Sarvangasana

難 易 度 —— ★★★

動作介紹 —— 將肩部平放在地板，並將身體往上倒立的動作，是非常需要穩定、平衡的練習，重心只放在肩膀上，其他都需要深前線的收縮。

平衡甲狀腺，平靜心靈，改善失眠，讓氣色更好。 —— **功 效**

［分解步驟］

1 仰臥姿預備，將膝蓋彎曲呈 45 度，頭貼地。若擔心肩部不舒服，可在下方放毯子。

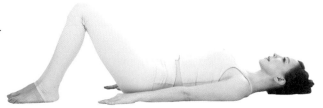

2 肩部及上手臂平放在地板，將雙手放在髖部，抬起臀部和軀幹，使之垂直向上，胸腔接觸下巴。

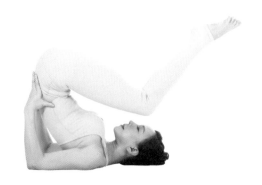

③ 雙手掌支撐背部，臀部向上抬高，將膝蓋打直後伸直雙腿，停留上方，均勻呼吸，呼氣。

④ 鬆開雙手，讓軀幹一節節回到地面，同時將下巴抬高，感受頸椎離心性的反向伸展。

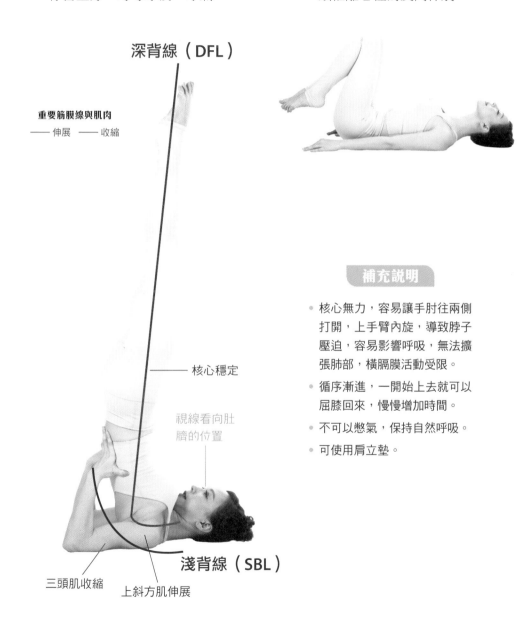

深背線（DFL）

重要筋膜線與肌肉
—— 伸展　—— 收縮

—— 核心穩定

視線看向肚臍的位置

淺背線（SBL）

三頭肌收縮　上斜方肌伸展

補充說明

- 核心無力，容易讓手肘往兩側打開，上手臂內旋，導致脖子壓迫，容易影響呼吸，無法擴張肺部，橫膈膜活動受限。
- 循序漸進，一開始上去就可以屈膝回來，慢慢增加時間。
- 不可以憋氣，保持自然呼吸。
- 可使用肩立墊。

［八肢點地］

Scroll down for English
Astanga Dandasana

難 易 度 —— ★★★

動作介紹 —— 在梵文中，「Astanga」是八肢、
「Dandasana」是身體向下，意
即將身體的八個點同時接觸地
面，有尊重大地的涵義。

增加核心和手臂 —— **功 效**
的力量，以及脊
椎的靈活性和胸椎
的柔軟度。

［分解步驟］

1 四足跪立預備。呼氣時保持頭頂、尾椎延伸，
手肘夾緊，肩膀打開、肩頭不可以往內縮。

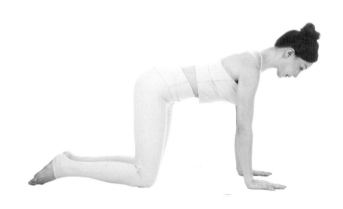

2 讓胸口、下巴慢慢地落下並接觸地面，此時肚
臍為往內縮。

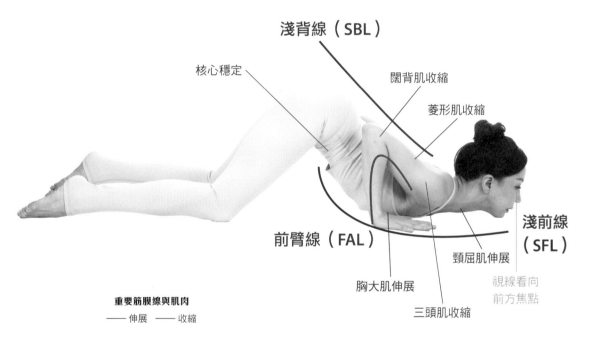

淺背線（SBL）

核心穩定

闊背肌收縮

菱形肌收縮

前臂線（FAL）

淺前線
（SFL）

頸屈肌伸展

胸大肌伸展

三頭肌收縮

視線看向
前方焦點

重要筋膜線與肌肉
—— 伸展　—— 收縮

補充說明

- 若真的做不到，可以從四足跪姿，讓
  雙手往前走兩步，再慢慢趴下即可。
- 硬做可能導致肩膀受傷。

眉心輪
Ajna

　　眉心輪又稱三眼輪，主要掌管洞察力和視覺化能力，能夠讓人感知到直覺力、集中力，甚至帶來穿透性的靈見。有些人認為一旦開啟眉心輪後將使人覺醒，能夠跨越肉身與超自然領域，讓人可以超然而中立的看見萬事、萬物的實相與本質。

　　眉心輪的能量是經由意志力所選擇的自我表達與真相組合成的。

［靜坐］

Meditation
Shamatha

難 易 度 ── ★

動作介紹 ── 在瑜伽中,有所謂的身印、心印和手印,
要感受到身心是合而為一,自己就像印
章般完全如如不動地進入此狀態。靜
坐是常練的靜心練習,把心沉澱下
來,進入內在的狀態。

把注意力放在一個 ── **功 效**
對境上,使自己從
念頭的干擾中解脫,
到達寂止狀態。

［分解步驟］

1 坐姿預備。吸氣時拉長脊柱,
　　閉上雙眼,保持專注即可。

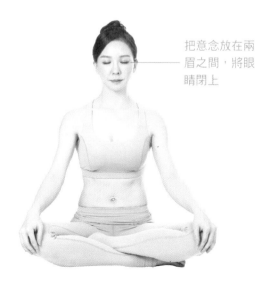

把意念放在兩
眉之間,將眼
睛閉上

補充說明

• 若大腿後方較緊,可以將
　臀部坐高,同時保持脊柱
　伸直。
• 不用刻意想著眉心輪,讓
　感受滲透進入眉心。

［孩童式］

Childs Pose
Balasana

難 易 度 ── ★

動作介紹 ── bala 是嬰兒的意思,這個動作
就像小孩趴在地板上,非常
放鬆且柔軟的狀態。

伸展背部,改善腰背 ── **功 效**
的緊繃,讓眉心觸碰
地面可增加內觀、靜心
與持有謙卑的心。

［分解步驟］

1 金剛坐姿預備,將臀部坐在腳後跟。

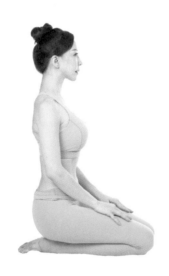

2 吸氣將雙手向前延伸，並將眉心輕觸地面。

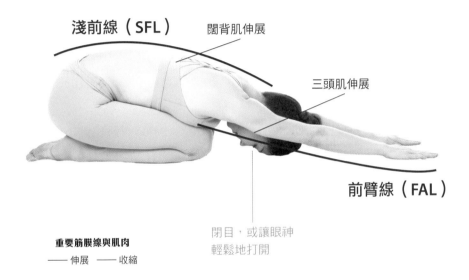

淺前線（SFL）　　闊背肌伸展

三頭肌伸展

前臂線（FAL）

重要筋膜線與肌肉
—— 伸展　—— 收縮

閉目，或讓眼神
輕鬆地打開

補充説明

- 若坐不到腳跟可以在膝窩處捲毛毯。
- 腳背不舒服者，可以捲小毛巾支撐。
- 若腹部無法靠近大腿，則將雙腿膝蓋微微打開。

［前彎／前屈］
Standing Forward Bend
Uttanasana

難 易 度 —— ★

動作介紹 —— 在梵文中，ut 意為「強烈的」、「有力的」、tan 意為「伸展」、「拉長」。uttanasana 是整個身體後方的伸展，不僅可以伸展緊繃的背部、大腿後側，還可讓心態柔軟、具有謙卑的心。

伸展大腿後腱肌群，身體前屈有助於血液回流到軀幹和頭部，拉長脊柱將意識集中於眉心。 —— **功 效**

［分解步驟］

1 山式站立，雙腳併攏。

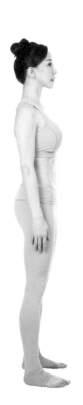

2 吸氣脊柱延伸，將雙手往上舉，延伸手臂肌肉。

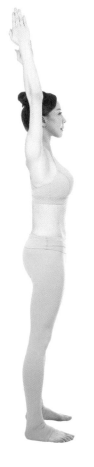

❸ 呼氣以腹股溝為折點，身體向
前、向下彎曲，將雙手抓住後
腳跟，眉心緊貼小腿，停留約
5個呼吸。

❹ 如果還可以的話，將雙手推地
向前，將身體再靠近向大腿。

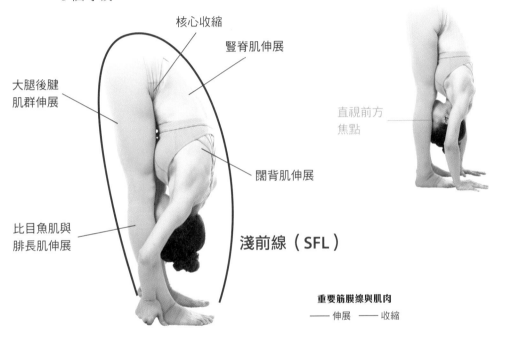

核心收縮

豎脊肌伸展

大腿後腱
肌群伸展

闊背肌伸展

比目魚肌與
腓長肌伸展

淺前線（SFL）

直視前方
焦點

重要筋膜線與肌肉
—— 伸展　—— 收縮

補充說明

• 保持雙腳外緣平行、背部延伸。
• 雙手無法著地可以微彎膝蓋，或在手下方墊瑜伽磚支撐。
• 若大腿後方較緊，可屈雙膝前彎，同時保持脊柱伸直。

［雙角式］

Wide Legged Forward Fold
Prasarita Padottanasana

難 易 度 —— ★★

動作介紹 —— 在梵文中，pada 是腳、ut 是加強的、tan
是伸展，Prasarita 則是擴張、伸展和延
伸。雙角式是將雙腳打開三個肩膀寬，
讓身體達到前彎的伸展，是加強性的
伸展。

緩解腿部和臀部 —— 功 效
肌肉的緊張和僵
硬，有助於血液回
流到軀幹和頭部，增
強消化功能。

［分解步驟］

❶ 站姿預備。

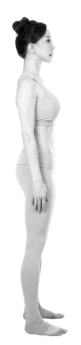

❷ 雙腳打開三個肩
膀寬，腳尖朝向
正前方，雙手在
胸前合十。

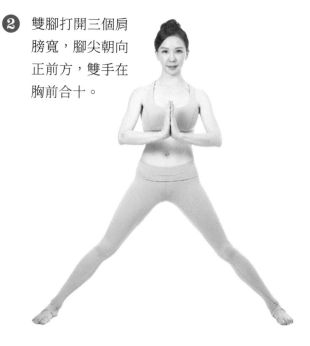

❸ 吸氣，延展脊柱，呼氣，以腹股溝為折點前屈向下，雙手放在雙腳中間，手掌平放在地面。臀部向後向上，保持 5-8 個呼吸。

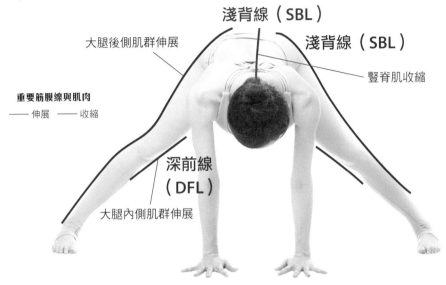

淺背線（SBL）

淺背線（SBL）

大腿後側肌群伸展

豎脊肌收縮

重要筋膜線與肌肉
—— 伸展　—— 收縮

深前線
（DFL）

大腿內側肌群伸展

❹ 若還可以，則將頭頂點地，
上手臂與地面垂直。

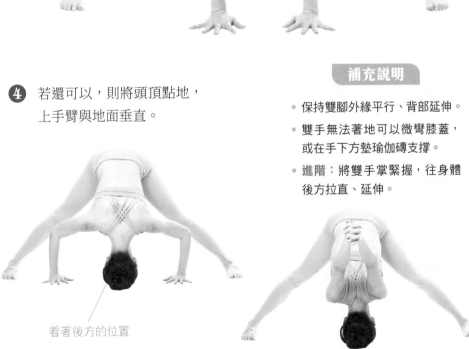

看著後方的位置

補充說明

- 保持雙腳外緣平行、背部延伸。
- 雙手無法著地可以微彎膝蓋，或在手下方墊瑜伽磚支撐。
- 進階：將雙手掌緊握，往身體後方拉直、延伸。

［下犬式］

Downward Facing Dog
Adho Mukha Svanasana

難易度 —— ★★

動作介紹 —— 在梵文中，Adho 是向下、Mukha 是犬的意思，這個動作像狗在伸懶腰，可以讓大腿後側、背部都得到非常大的伸展。

緩解腿部和臀部肌肉的緊張和僵硬，打開胸口、手臂與腋下的緊繃，伸展脊柱與背部。 —— **功 效**

［分解步驟］

1 四足跪姿預備。

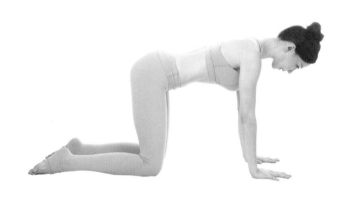

② 吸氣將脊柱拉長，呼氣，掌心推地，將手臂
推向地面，臀部向上，讓身體呈三角形的姿
勢。保持 5-8 個呼吸。

重要筋膜線與肌肉
—— 伸展 —— 收縮

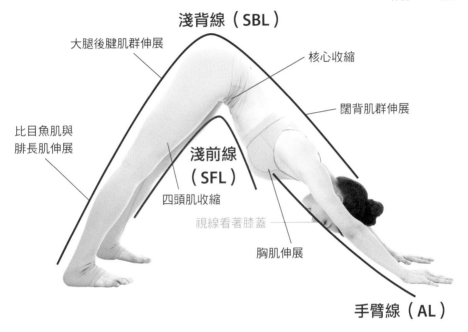

淺背線（SBL）

大腿後腱肌群伸展

核心收縮

闊背肌群伸展

比目魚肌與
腓長肌伸展

淺前線
（SFL）

四頭肌收縮

視線看著膝蓋

胸肌伸展

手臂線（AL）

補充說明

- 保持手肘不鎖死，肩膀不聳肩、不過度下壓或肋骨外翻。
- 想像臀部坐在天花板的椅子上。
- 若雙腿無法伸直，可以微彎膝蓋，或輪流慢慢伸直。
- 若柔軟度較好，可以將腳跟踩緊地面，藉由腳跟與地面
  的摩擦力感受大腿內旋的力量，幫助腿後側伸展更深層。

［坐姿前彎］

Seat Forward Bend
Paschimottanasana

難易度 —— ★★

動作介紹 —— 通常會放在瑜伽運動剛開始，讓大腿
後側得到很好的放鬆，以便後續進
行較大的伸展時達到更好的效果。

伸展腿部和臀部肌 —— 功效
肉的緊張和僵硬，改
善背部緊繃與疼痛。

［分解步驟］

1 坐姿預備，將雙腳伸直，雙手
放在身體後方拉伸。

2 將雙手向上延伸，伸展手臂
肌肉。

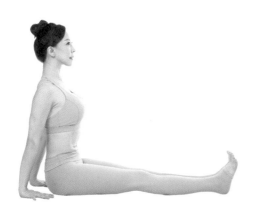

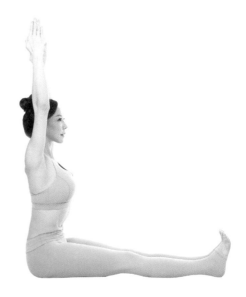

❸ 向前彎屈雙手，帶動脊柱延伸向上，腳尖朝
向正上方，雙手抓住腳掌，眉心靠在腿上。
保持 5-8 個呼吸。

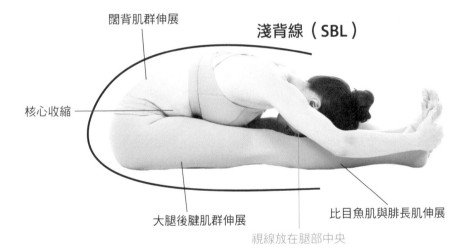

重要筋膜線與肌肉
—— 伸展　　—— 收縮

闊背肌群伸展

淺背線（SBL）

核心收縮

大腿後腱肌群伸展

比目魚肌與腓長肌伸展

視線放在腿部中央

補充說明

• 雙手無法抓腳尖可以扶住小腿或膝蓋
　彎，保持背部延伸即可。

［貓牛式］

Cat・Cow Pose

Bidalasana・Marjaryasana

難易度 —— ★

動作介紹 —— 貓牛式分別是貓式和牛式，通常會合在一起進行，所以在這邊一起介紹。貓式是跪姿將背拱起，而牛式則將背抬起。

靈活脊柱與背部，專注於眉心輪、啟動靈性能量。 —— **功效**

［分解步驟］

❶ 四足跪姿預備。

❷ 吸氣將脊柱拉長，感受頭頂、尾椎向兩頭延伸抬起。停留 2 個呼吸。

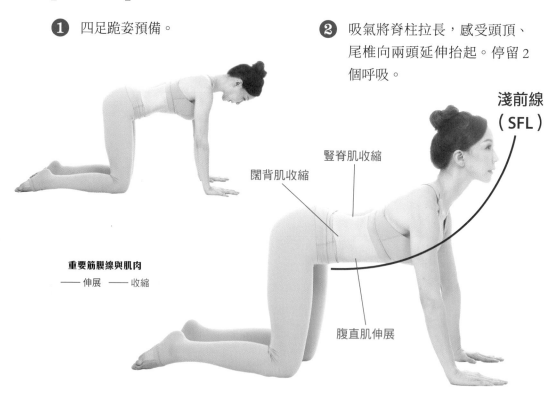

淺前線（SFL）

豎脊肌收縮

闊背肌收縮

腹直肌伸展

重要筋膜線與肌肉

—— 伸展　—— 收縮

④ 吸氣將脊柱背部拱起、腹部內縮。
停留 2 個呼吸。重複步驟 5 次。

重要筋膜線與肌肉
—— 伸展　—— 收縮

豎脊肌伸展

淺背線（SBL）

闊背肌伸展

淺前線
（SFL）

腹直肌收縮

讓視線回到
兩眉之間

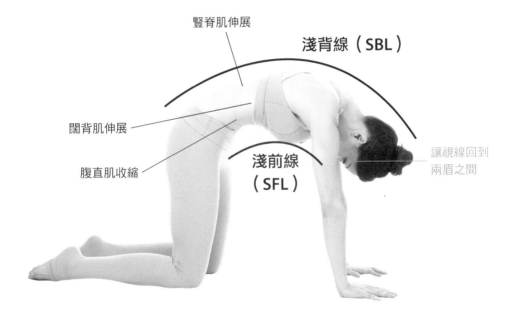

> **補充說明**

- 保持手肘不鎖死、肩膀不聳肩。
- 不過度下壓腰椎或肋骨外翻。

頂輪
Sahasrara

　　頂輪位於頭頂中央，也有人認為在頭頂上三尺的位置，是靈性、靈感的脈輪，連接宇宙能量。頂輪象徵著價值觀、勇氣、領導力、博愛、完整的坦白等，頂輪平衡的人，具有不批判、慈悲與縱觀全域的能力。

　　頂輪失衡的人可能會感到迷失，嚴重者甚至會有自殺傾向，缺乏明確的立場，甚至會極度憂鬱，長時間睡眠仍感到疲倦、免疫力降低。

［頂輪視覺化冥想］

難易度 —— ★

動作介紹 —— 是一個無時無刻、只要安靜下來都
可以蓮花或金剛坐姿進入的狀態。

功效 —— 專注在頂輪、靜心，
啟動頂輪的能量。

［分解步驟］

① 坐姿預備，輕閉雙眼，可將雙手於胸前合十，
也可輕放於膝蓋上。將意識引領到骨盆底，直
至感到支持、踏實、放鬆，再將意識沿脊柱提
升，分別在每個輪穴停留片刻。想像脊柱意識
正沿著脈輪轉動上升，一直達到頂輪。

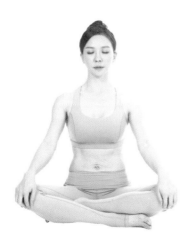

補充說明

• 專注把感官放在頂
端，有時呼吸不順
或意念太強烈時，
可能會頭暈，此時
將眼睛打開，恢復
覺察和感思即可。

［站立祈禱］

Equal Standing
Samasthiti

難易度 —— ★

動作介紹 —— 是臣服的動作，也是在做拜日式時的預備動作，感覺腳掌和頭頂是對抗。

扎根、啟動身體每個脈輪的連結與能量。 —— 功效

［分解步驟］

❶ 站姿預備。

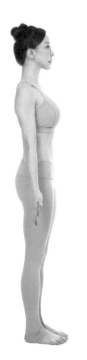

❷ 將雙手於胸前合十，閉上雙眼，緩慢深呼吸至少 5 次。吸氣時，感受能量從腳底升至頭頂；呼氣時，感受能量從頭頂降落至腳底。

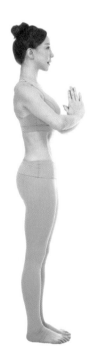

❸ 將雙手向上延伸，感覺意識隨著手臂的伸展往上，緩慢深呼吸至少 5 次。

❹ 將雙手移至眉心輪的位置，感覺意識從頂輪來到眉心，直至全身。保持 3-4 組呼吸，將手放回胸前結束。

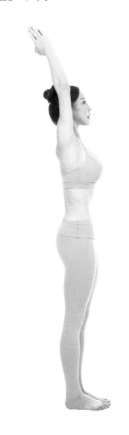

補充說明

- 若覺得頭暈或身體不夠穩定，不要把眼睛閉起。
- 站立時，需保持腳跟、膝蓋、骨盆、肩膀、頭頂是直線的正位狀態，且膝蓋不鎖死。

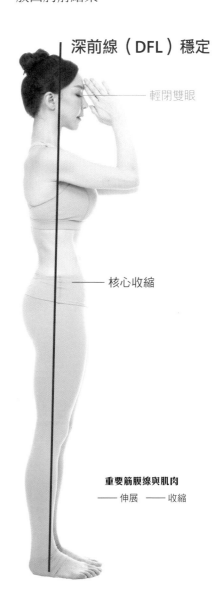

深前線（DFL）穩定

—— 輕閉雙眼

—— 核心收縮

重要筋膜線與肌肉
—— 伸展　—— 收縮

［手倒立］

Handstand
Adho Mukha Vrksasana

難易度 —— ★★★★★

動作介紹 —— 在梵文中，Adho Mukha 是「面朝下」，而手倒立則是指完全利用手的力量倒立，這需要肩帶的穩定和平衡才有辦法支撐。

增加肩帶的穩定性、手臂的力量，以及身體的協調和平衡。 —— 功效

［分解步驟］

❶ 站立式預備。

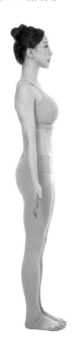

❷ 雙手向上延伸，慣用腳向前跨一步。

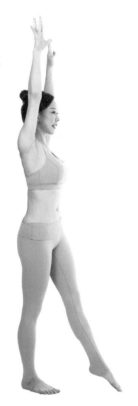

❸ 雙手撐地，雙腳呈弓式做預備動作。

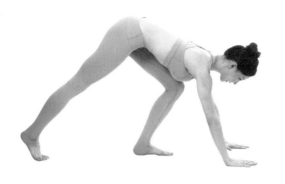

重要筋膜線與肌肉

—— 伸展　　—— 收縮

❹ 呼氣時，快速將雙手著地、雙腳往上
快速帶起，讓身體平衡在手倒立的姿
勢。停留約 3-5 個呼吸後，緩緩將身
體依序回到地面。

深前線
（DFL）
穩定

—— 大腿內收肌群收縮

—— 核心收縮

前鋸肌收縮

—— 菱形肌收縮

豎脊肌群收縮

—— 三角肌收縮

看向遠方
焦點

補充說明

● 與頭倒立同樣是難度偏高的動作，
若肩關節、手臂關節、手肘關節受
過傷，皆不建議練習。

● 建議將肩帶與手臂的力量練習至平
衡後再進行。

● 建議旁邊最好有專業的指導老師。

● 剛開始練習，可以靠牆或使用輔具
進行。

三頭肌伸展

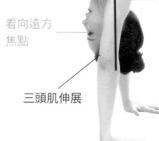

［兔式］

Rabbit Pose
Shashankasana

難 易 度 —— ★★

動作介紹 —— 在梵文中，sasanga 是兔子的意思，而兔式則是身體的外觀看起來像一隻兔子般，是開啟頂輪能量的基本姿勢之一。

伸展頸椎、打開 —— **功 效**
脊椎，讓身體得
到很好的放鬆。

［分解步驟］

❶ 金剛坐姿預備。

❷ 將雙手向前延伸，並將眉心輕觸地面，來到孩童式。

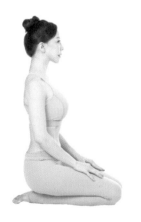

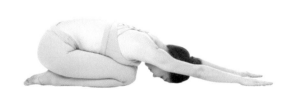

❸ 將雙手緩緩回到臉頰兩側，停留後專注將能量從眉心帶到頂輪。

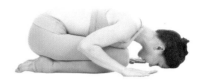

❹ 吸氣將頭頂點向地板、臀部慢慢往上帶，雙手撐住胸腔往上、大腿往上與地面垂直，身體重量來到頂輪。停留 3 個深呼吸，回到孩童式。

淺背線（SBL）

淺前線（SFL）

豎脊肌伸展

闊背肌群伸展

看向前方焦點

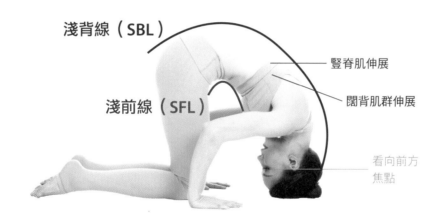

重要筋膜線與肌肉
—— 伸展　—— 收縮

補充說明

• 血壓高或青光眼者皆不建議進行。

［頭倒立］

Headstand
Sirsasana

難 易 度 —— ★★★★★

動作介紹 —— 頭倒立可說是瑜伽之王，是非常挑戰平
衡、穩定、控制和身體連結的動作，
亦即用頭緊貼地面，依靠頭頂及手
部支撐全身的倒立姿勢。

讓身體得到很好的 —— **功 效**
反向、倒立的力量，
可以穩定頸椎，是非
常抗衰老的練習。

［分解步驟］

❶ 四足跪姿預備。

❷ 雙手打開，讓頭放在地板上，
臀部向上。

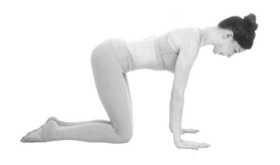
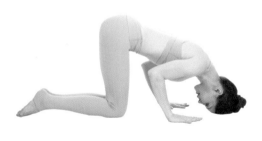

❸ 讓髮際頂在地板，雙腳慢慢伸直向前走。

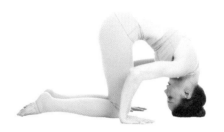

❹ 保持手肘 90 度彎曲、往內夾緊，腿部慢慢伸直，讓膝蓋逐步帶到手肘上方，保持核心向上的穩定性。確定身體完全在三角平衡的關係上得到穩定後，再把重量放在雙手與頭的中央。

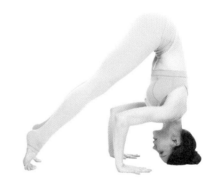

❺ 呼氣，讓肚臍往內縮，膝蓋離開手肘，讓整個脊椎垂直在地板上，腳的重量是非常輕或沒有重量。

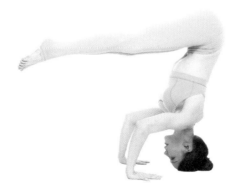

6 保持身體平衡，再把雙腳慢慢伸直。停留約 3-5
個呼吸後，緩緩將腿部放下，回到四足跪姿。

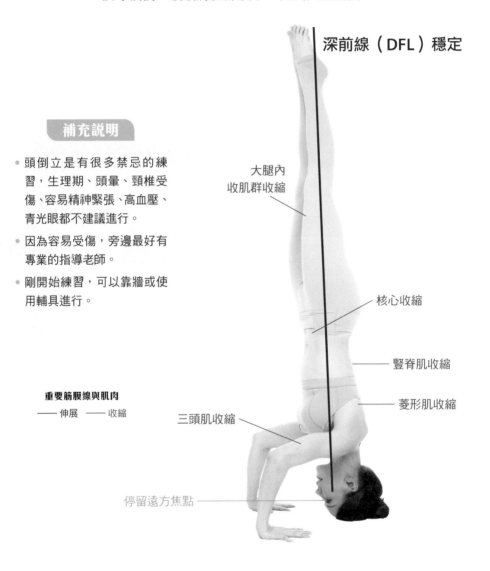

深前線（DFL）穩定

大腿內
收肌群收縮

核心收縮

豎脊肌收縮

菱形肌收縮

三頭肌收縮

停留遠方焦點

補充説明

- 頭倒立是有很多禁忌的練
  習，生理期、頭暈、頸椎受
  傷、容易精神緊張、高血壓、
  青光眼都不建議進行。
- 因為容易受傷，旁邊最好有
  專業的指導老師。
- 剛開始練習，可以靠牆或使
  用輔具進行。

重要筋膜線與肌肉

—— 伸展 —— 收縮

［攤屍式］

Corpse Pose
Savaana

難 易 度 —— ★

動作介紹 —— 在梵文中，Sava 意指「死屍」，也就是將自己如同屍體般攤在地板上，感受全然放鬆與放空的大休息。

瑜伽練習中的最後休息方式，讓身體放鬆，得到休息。 —— **功 效**

［分解步驟］

① 仰臥姿預備，將四肢放鬆擺放，感覺到頭皮、頭蓋骨和大腦深度放鬆，身體進入深度放鬆。

輕閉雙眼

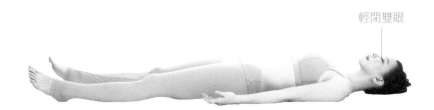

補充說明

- 進行時，可用讓身體最放鬆的姿勢進行，也可將手掌自然交握於腹部。
- 可將燈光調暗，以讓身體得到真正的休息。
- 即使不小心睡著也是沒關係的。

CHAPTER 3

瑜伽提斯
動作序列

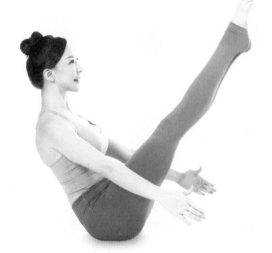

矯正體態／姿勢

- 圓肩
- 翹腳
- 姿勢歪斜
- 駝背
- 脊椎側彎
- 骨盆前傾
- 膝蓋不正
- 烏龜頸
- 頸椎／背部僵硬

綜合訓練

雕塑身材

- 燃脂
- 小腹突出
- 腰間贅肉
- 手臂蝴蝶袖
- 美胸／消除副乳
- 臀部鬆弛
- 大腿內側贅肉
- 蘿蔔腿
- 美背
- 瘦臉

綜合訓練

運動表現

- 強化核心
- 平衡感
- 柔軟度
- 穩定度
- 協調性
- 延展性
- 持久度
- 專注力
- 拉筋
- 修復平衡

綜合訓練

減緩慢性疼痛與老化

- 肩頸酸痛
- 媽媽手
- 下背痠痛／疼痛
- 肌肉退化
- 膝關節疼痛
- 腰部痠痛
- 骨骼退化

綜合訓練

代謝排毒

- 久坐水腫
- 靜脈曲張
- 脹氣／消化不順
- 胸悶
- 肝臟排毒
- 泌尿迴圈
- 淋巴排毒
- 甲狀腺症狀

綜合訓練

精神／心理層面

- 過勞
- 憂鬱
- 壓力
- 失眠
- 缺乏自信

綜合訓練

矯正體態
YOGA

體態非常重要，良好的體態包括身體的對位，亦即「alignment」，這包括腳踝、膝蓋、骨盆、脊柱、肩帶，一直到頭頂的位置，或是側面，都要對位，一旦身體各部位對位了，體態也就正確了。若體態正確，將不容易顯老、身體的姿態也會比較好，甚至五臟六腑也會更健康。

現代人有圓肩、駝背、烏龜頸等問題，都會造成肩頸痠痛，而骨盆的前傾、後傾、旋轉等，也會影響到脊椎。整體來說，肩頸痠痛、腰痠背痛，甚至膝蓋痠痛，都是因為姿勢不良，有些人骨盆越來越大、身體看起來越來越寬，也是姿勢造成的。上述的種種毛病，可以說都是體態不良造成的問題。

矯正體態通常會從容易姿勢不正確的重心、腳踝、膝蓋，甚至骨盆做起，一旦姿勢正確，都會讓人改善體態喔！

［圓肩］

序列強度 ── ★

症狀成因 ── 圓肩常見的情形可能會是肩關節與手臂內旋過多，而導致容易成為常見的上交叉症候群，身體後側的上斜方肌過緊，中下斜方過弱，身體前側的深層頸屈肌過鬆，胸小肌過緊。通常伴隨著脖子向前傾，看起來像烏龜的脖子，然後會不自覺下巴抬起、頭部向後仰，從側面看，頸部和背部會呈現一個半圓形。

掃碼看影片

好發族群 ── 低頭族、辦公室族群、健身族

訓練重點 ── 鬆動肩關節囊、放鬆周圍的組織、加強較弱的肌群

序列動作 ── 掌心交替旋轉

組　　數 ── 每組動作重複 4 次

動作序列

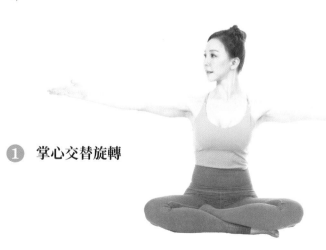

① **掌心交替旋轉**

［翹腳］

序列強度 — ★★

症狀成因 — 有許多人在坐著的時候會有翹腳的習慣，這時就會發現腰是一高一低，在腰部有兩個稱為髂前上棘（Anterior superior iliac spine, ASIS）的部位，若此處呈現一高一低，身體會呈現斜的狀態，脊椎和肩帶都會歪掉，當身體的工字型跑位，便會影響體態。翹腳會造成脊柱側彎，甚至骨盆的位移。

好發族群 — 每組動作重複 2 次

訓練重點 — 加強腰方肌、骨盆平衡、放鬆髖關節

序列動作 — 美人魚式 → 鴿式

組　　數 — 每組動作重複 2 次

掃碼看影片

動作
序列

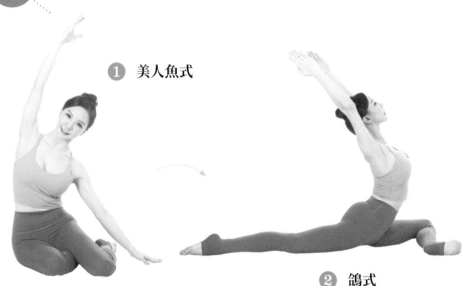

❶ 美人魚式

❷ 鴿式

［姿勢歪斜］

序列強度	★
症狀成因	姿勢歪斜是一般人常見的錯誤,例如常三七步、走路沒有好好抬頭挺胸,都有可能造成姿勢歪斜。
好發族群	站姿不正、走路姿勢錯誤者
訓練重點	鬆髖關節、延伸側腰與大腿內側
序列動作	旋轉頭碰膝式 → 坐角式 → 山式
組　　數	每組動作重複 2 次

掃碼看影片

動作
序列

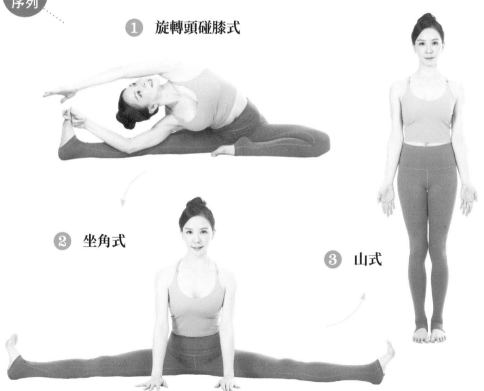

1 旋轉頭碰膝式

2 坐角式

3 山式

［駝背］

序列強度 —— ★★★

症狀成因 —— 現代人都很容易駝背，這是因為站姿或坐姿長期不良所造成的，不管是小孩子還是大人，一旦駝背就容易影響到呼吸系統，造成胸悶，甚至因為沒有辦法好好呼吸而影響到心情，更重要還會有體態問題。

掃碼看影片

好發族群 —— 站姿不良、坐姿不良

訓練重點 —— 打開胸部、腋下、手臂

序列動作 —— 駱駝式 → 孩童式 → 貓牛式 → 眼鏡蛇式 → 下犬式

組　　數 —— 每組動作重複 2 次

動作序列

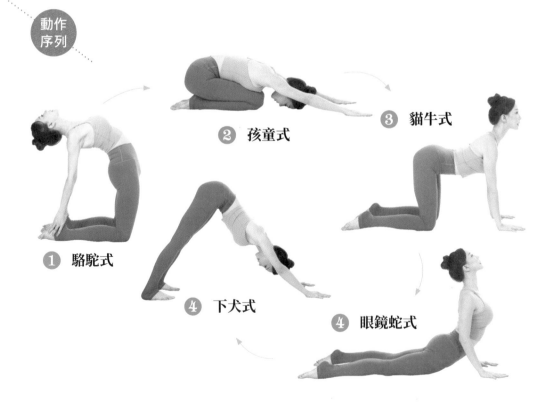

① 駱駝式

② 孩童式

③ 貓牛式

④ 下犬式

④ 眼鏡蛇式

［脊椎側彎］

序列強度	★★
症狀成因	我們的身體從後面看起來應該是呈現一直線，脊椎側彎的人則有其中一邊是彎曲歪斜的。大部分的脊椎側彎原因不明，而孩童在成長時若習慣只背一側的背包，也有可能造成脊椎側彎，甚至有些只戴單邊耳環的人，也有可能因感覺無法統合而有脊椎側彎的問題。
好發族群	有翹腳習慣者、習慣側背背包的人
訓練重點	協調不平衡的肌肉、加強背肌
序列動作	孩童式 → 虎式
組　　數	每組動作重複6次

掃碼看影片

動作
序列

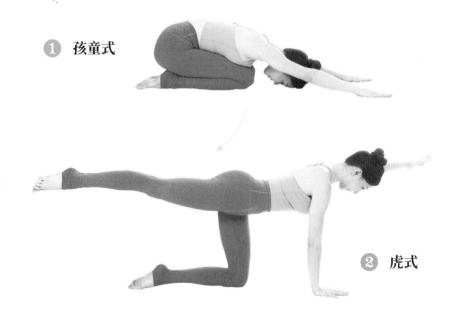

① 孩童式

② 虎式

［骨盆前傾］

序列強度	★★
症狀成因	骨盆前傾的人通常都會有翹屁股的習慣，而這也意味著下背容易疼痛，這是因為當臀部翹起時，下背、大腿前側會是緊的，而肚子、臀部、大腿後側則是鬆的，也就是所謂的下交叉症候群。
好發族群	臀部前翹者
訓練重點	加強無力的核心、伸展髂腰肌群與背部
序列動作	戰士一式 → 孩童式 → 棒式
組 數	每組動作重複 2 次
不適用族群	腰椎間盤突出者

掃碼看影片

動作序列

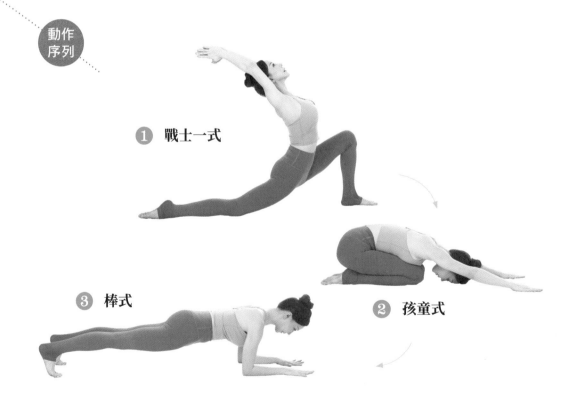

❶ 戰士一式

❷ 孩童式

❸ 棒式

［膝蓋不正］

序 列 強 度	★
症 狀 成 因	根據統計，大多數女人都有膝蓋不正的問題，導致膝蓋不正的原因有很多，其中最主要的便是因久坐不站，導致腿部肌肉力量不足，甚至是膝蓋的股內側肌肉無力、萎縮，使得膝蓋往外翻，造成膝蓋不正。
好 發 族 群	X 形腿或 O 形腿者、大腿無力者
訓 練 重 點	加強大腿內側肌肉、骨盆底肌群
序 列 動 作	仰臥山式 → 橋式
組　　數	每組動作重複 2 次

掃碼看影片

動作
序列

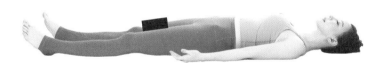

❶ 仰臥山式

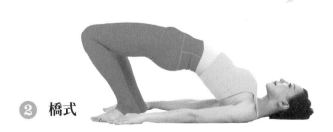

❷ 橋式

［烏龜頸］

掃碼看影片

序列強度 — ★

症狀成因 — 烏龜頸的最大特色就是從身體的側面看起來，頸部就像烏龜的脖子一樣往前傾、背部也會拱起。烏龜頸的主要原因是因為現代人長期使用手機等 3C 產品，且習慣低頭，造成上背部肌肉變厚、頸椎變形。除了外觀外，烏龜頸也會引起肩頸痠痛、被痛等。

好發族群 — 低頭族

訓練重點 — 放鬆胸肌和頸部上方肌肉、加強頸部前方和肩胛骨的肌肉

序列動作 — 頸部伸展 → 開胸推頭

組　　數 — 每組動作重複 4 次

動作序列

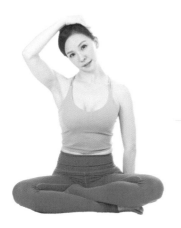

① 頸部伸展

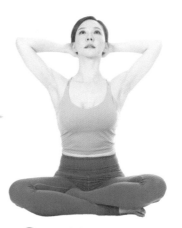

② 開胸推頭

［頸椎／背部僵硬］

序列強度	★★
症狀成因	現代人通常都會有頸椎和背部僵硬的問題，而造成這種毛病的原因之一，是有些人會故意把頸椎和背部伸得很直，就是所謂的軍人脊或舞者脊，甚至是長期駝背的人，因為背部過度用力伸展，也會造成背部僵硬。
好發族群	背部過度挺直者、長期駝背者
訓練重點	加強脊椎靈活度、放鬆頸椎及背部肌肉
序列動作	貓牛式 → 孩童式
組　　數	每組動作重複 6 次

掃碼看影片

動作
序列

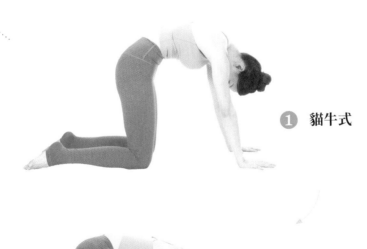

❶ 貓牛式

❷ 孩童式

[矯正體態]

10分鐘密集修復課程

組數 —— 依序進行，每組進行兩次

掃碼看影片

1 太陽呼吸

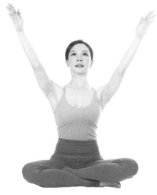
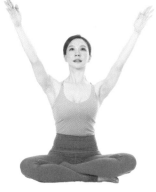

2 掌心交替旋轉

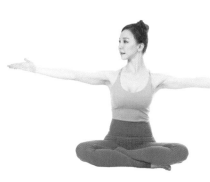

3 美人魚式

4 半魚王旋轉式

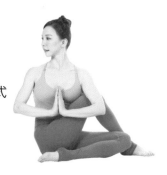

20分鐘中等**修復課程**

組數——依序進行，每組進行兩次

掃碼看影片

① 開胸推頭

② 貓牛式

③ 八肢點地

⑤ 孩童式

④ 蛇式

⑥ 駱駝式

⑦ 孩童式

⑧ 貓牛式

⑩ 戰士一式

⑨ 虎式

[矯正體態]

30分鐘紓緩**修復課程**

請依序進行密集與中等課程後進入大休息

掃碼看影片　　掃碼看影片

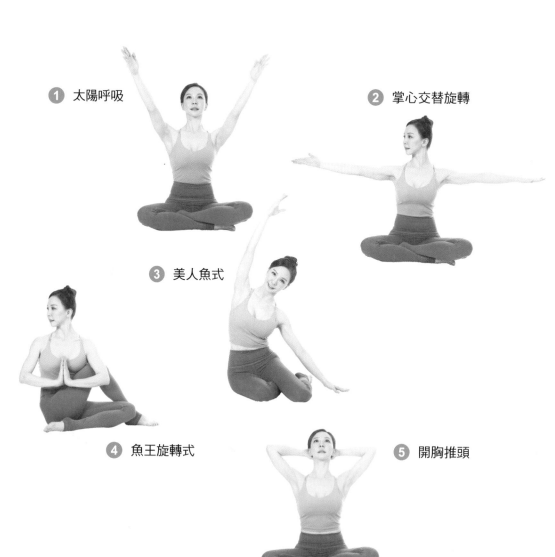

① 太陽呼吸

② 掌心交替旋轉

③ 美人魚式

④ 魚王旋轉式

⑤ 開胸推頭

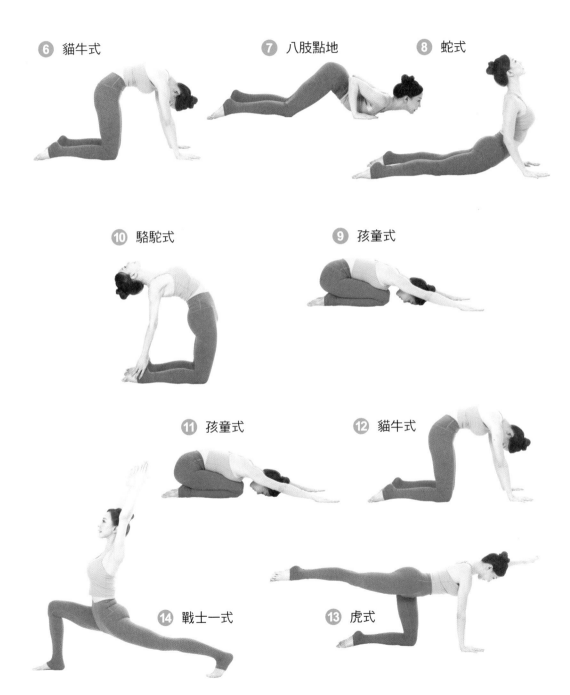

6 貓牛式

7 八肢點地

8 蛇式

10 駱駝式

9 孩童式

11 孩童式

12 貓牛式

14 戰士一式

13 虎式

雕塑身材
YOGA

雕塑曲線、身材，一直都是女性一輩子的功課，每個人都不想變得肥胖或是擁腫的狀態，所以不管是腰部、臀部、背部，甚至是腿部都需要好好地雕塑。

本篇的動作會包括燃脂的練習，有很多人甚至會覺得喘，但這些動作能夠增加心肺功能，也能達到局部雕塑的效果，例如：提臀、瘦腿，尤其是大腿內側，同時能夠改變背部肥厚，讓背部變得有力量，曲線也更好。

若想要保持好身材，除了雕塑、運動外，好的心情和生活習慣也很重要，例如：早睡早起等。最後，要提醒大家，若身體有些疾病會造成肥胖，像是賀爾蒙的影響，便需要藉由醫生、醫療的介入，再搭配飲食、生活習慣，才會有好的身材。

［燃脂］

掃碼看影片

序列強度 — ★★★

症狀成因 — 現代人的飲食精緻，在烹調上也習慣多油多鹽，又加上不愛運動，造成過多的脂肪囤積在腹部、手臂、臀部、大腿內側等處。此外，若常晚睡、生活作息不正常、壓力太大等，造成新陳代謝變差，也會使脂肪囤積。

好發族群 — 體脂過高者

訓練重點 — 加強大腿肌肉、燃燒脂肪

序列動作 — 幻椅式

組　　數 — 每組動作重複 8 次

動作序列

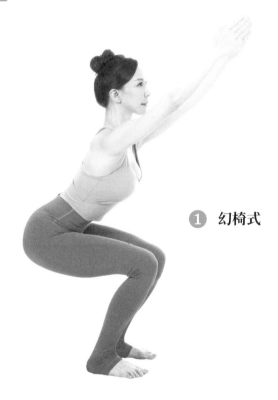

1 幻椅式

［小腹突出］

序列強度	★★★
症狀成因	年紀漸長以後，新陳代謝變差，加上若長期坐著不動，腹部會變得容易囤積脂肪，甚至是內臟也會有脂肪堆積，而小腹突出不僅是女性會有，連到了中年的男性也無法擺脫這個問題。
好發族群	久坐者、中年發胖者
訓練重點	加強腹肌
序列動作	船式 → 棒式 → 孩童式
組　　數	每組動作進行 4 次
不適用族群	產後、腹直肌分離二指以上者、生理期者

掃碼看影片

動作
序列

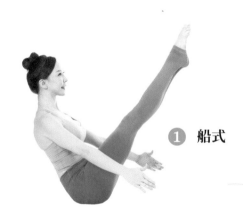

❶ 船式

❸ 孩童式

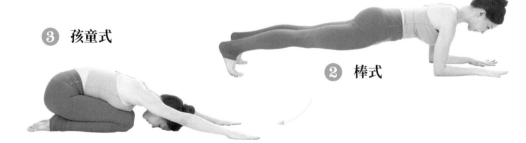

❷ 棒式

186

［腰間贅肉］

序列強度	★
症狀成因	腰間贅肉可說是許多女性最大的煩惱，兩坨像是游泳圈般的贅肉會讓自己看起來像水桶般沒有腰身。久坐、不運動、年紀漸長後新陳代謝變差等，再加上腰間的肌肉群沒有骨骼支撐，都是讓腰部容易囤積脂肪的主因。
好發族群	久坐者、脂肪囤積在腰部者
訓練重點	加強腰部肌肉、燃燒脂肪
序列動作	美人魚式（變化式）→ 聖人馬里奇（變化式）
組　　數	每個動作進行 6 次

掃碼看影片

動作
序列

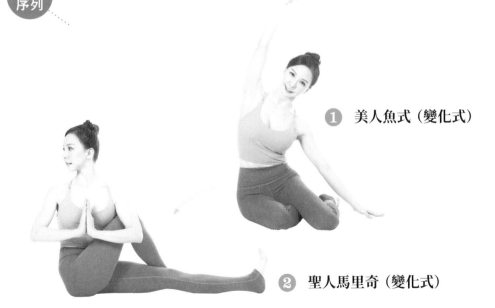

① 美人魚式（變化式）

② 聖人馬里奇（變化式）

［手臂蝴蝶袖］

序列強度	★★

症狀成因 ── 蝴蝶袖是指只要一晃動手臂，下方的贅肉就會跟著晃，而造成蝴蝶袖的原因除了老化外，手臂、肩膀等部位運動不足，再加上長時間使用電腦的上班族，很少將手臂打直、運動到此處的肌肉，都容易有蝴蝶袖。

掃碼看影片

好發族群 ── 電腦族、手臂運動量不足者

訓練重點 ── 加強三頭肌

序列動作 ── 手臂畫圓（變化式）→ 牛面式

組　　數 ── 每個動作進行 100 下

不適用族群 ── 五十肩

動作序列

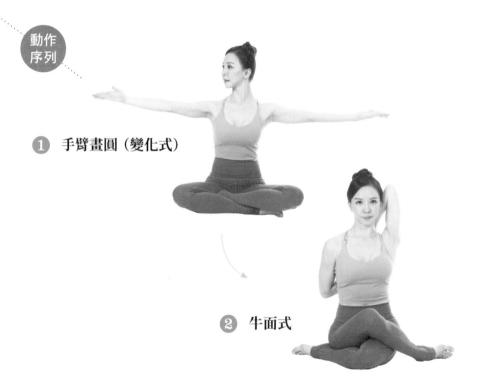

① 手臂畫圓（變化式）

② 牛面式

［美胸／消除副乳］

掃碼看影片

序 列 強 度	★★★★
症 狀 成 因	美麗的胸形對女生是很重要的，很多人會有副乳、或是胸部下垂，甚至上半球完全看不到的狀態。多數哺乳後的婦女或穿著不合身內衣的人都有副乳或胸部下垂的毛病，這時，除了加強訓練外，挑選正確的內衣也是很重要的環節。
好 發 族 群	哺乳過的女性、胸部下垂者
訓 練 重 點	通暢乳腺、鍛鍊胸大肌
序 列 動 作	金剛坐姿（變化）→ 牛面式
組　　數	每組動作進行 2 次

動作
序列

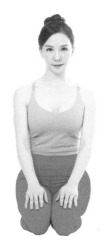

1 金剛坐姿（變化）

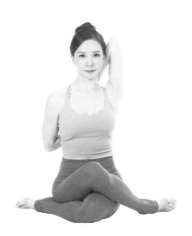

2 牛面式

［ 臀部鬆弛 ］

序列強度 ── ★★★★★

症狀成因 ── 久坐加上臀部的贅肉過多,便容易造成臀部鬆弛的問題,而臀部鬆弛的人通常會伴有骨盆底肌群無力的毛病,這也會造成漏尿等常見的女性疾病。

好發族群 ── 久坐者、骨盆底肌群無力

訓練重點 ── 加強臀大肌、訓練骨盆底肌群

序列動作 ── 橋式 → 虎式 → 下犬式 → 戰士三式

組　　數 ── 每組動作進行 2 次

不適用族群 ── 腰部受傷者

掃碼看影片

動作序列

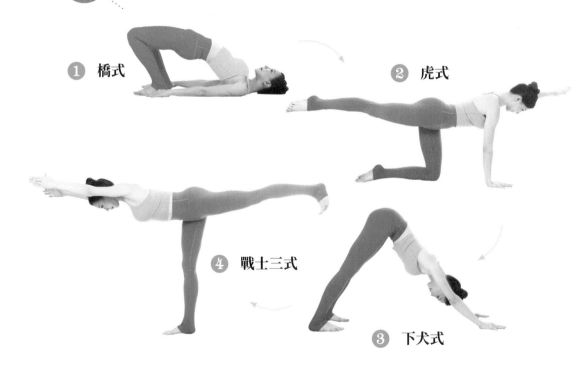

1 橋式

2 虎式

4 戰士三式

3 下犬式

［大腿內側贅肉］

序列強度	★★★
症狀成因	大腿內側的肉是平常不容易運動到的部位，若再加上久坐、不運動，出現贅肉幾乎是可預期的事，此外，翹腳、下半身循環不好、僵硬的髖關節也是造成大腿內側贅肉的元兇之一。
好發族群	肥胖者
訓練重點	伸展大腿內側肌肉、增加代謝
序列動作	束角式 → 旋轉頭碰膝式 → 坐角式
組　　數	每組動作進行 2 次
不適用族群	髖關節疼痛者

掃碼看影片

動作序列

❶ 束角式

❷ 旋轉頭碰膝式

❸ 坐角式

［蘿蔔腿］

序列強度 ── ★★★

症狀成因 ── 形成蘿蔔腿主要原因是小腿的腓腸肌發達，
而這有可能是常進行必須使用小腿肌肉的運
動所造成，或是長期穿高跟鞋、走路姿勢不
正確、翹腳等習慣，都可能有蘿蔔腿。

好發族群 ── 重心在腿部前方者、腓腸肌發達者

訓練重點 ── 伸展腓腸肌、比目魚肌

序列動作 ── 下犬式 → 戰士一式 → 前彎／前屈

組　　數 ── 每組動作進行 2 次

掃碼看影片

動作
序列

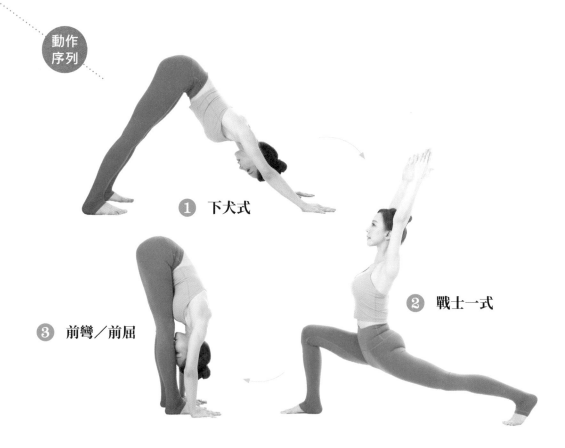

❶ 下犬式

❷ 戰士一式

❸ 前彎／前屈

［美背］

序列強度	★★★★
症狀成因	久坐、時常緊繃背部肌肉，都會造成背部寬厚，這不僅影響美觀，也會使得背部容易疼痛。另外，過緊或過鬆的內衣也會造成背部的肉無法好好地收緊，造成虎背。
好發族群	習慣駝背者、下背疼痛者
訓練重點	緊實背部肌肉
序列動作	蛇式 → 孩童式 → 弓式 → 孩童式 → 駱駝式 → 孩童式
組　　數	每組動作進行 2 次
不適用族群	脊椎受傷者

掃碼看影片

動作序列

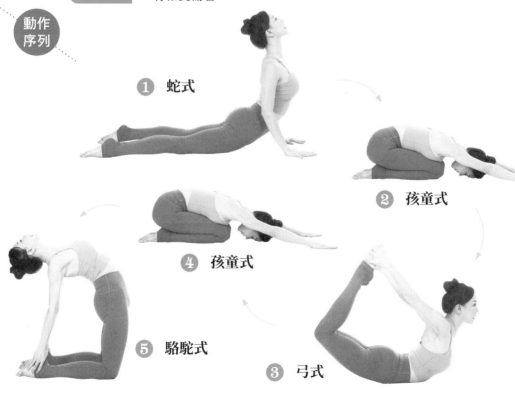

① 蛇式

② 孩童式

④ 孩童式

③ 弓式

⑤ 駱駝式

［瘦臉］

掃碼看影片

序 列 強 度	★★★
症 狀 成 因	臉是給別人的第一印象,而頸部則是連結頭和身體的重要橋梁,若頸部的淋巴不通暢,便有可能造成臉部水腫、囤積代謝廢物等,這時,臉部看起來就會變得比較大、也較沒精神。
好 發 族 群	臉大者、容易有腮幫子者
訓 練 重 點	伸展腮腺淋巴、伸展斜角肌
序 列 動 作	頸部伸展 → 獅子式 → 魚式
組　　　數	每組動作進行 2 次
不適用族群	頸部受傷者

動作序列

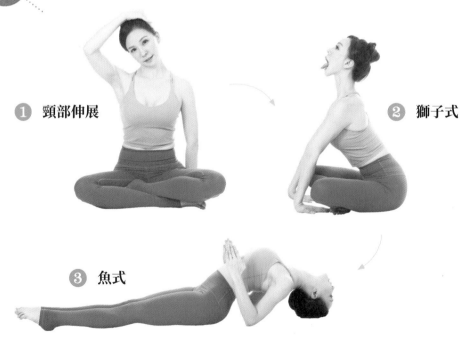

① 頸部伸展

② 獅子式

③ 魚式

194

綜合
訓練

［雕塑身材］

10分鐘密集修復課程

組數 —— 依序進行，每組進行兩次

掃碼看影片

① 蝴蝶式

② 手掌畫圓

④ 下犬式

③ 戰士一式

⑤ 戰士一式

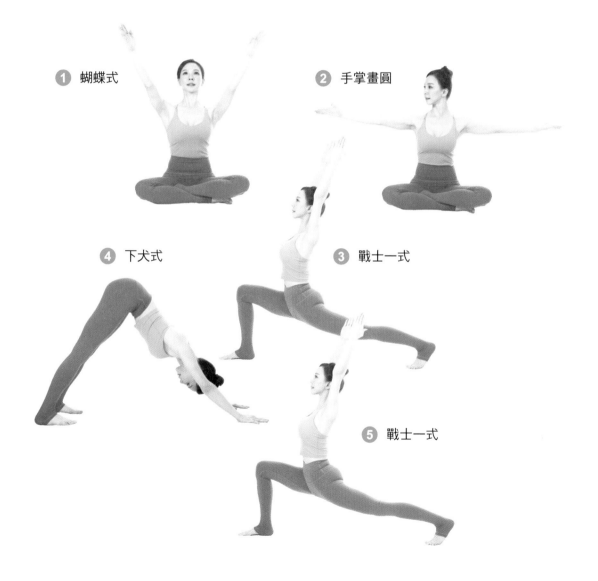

[雕塑身材]

20分鐘中等**修復課程**

組數 —— 依序進行，每組進行兩次

掃碼看影片

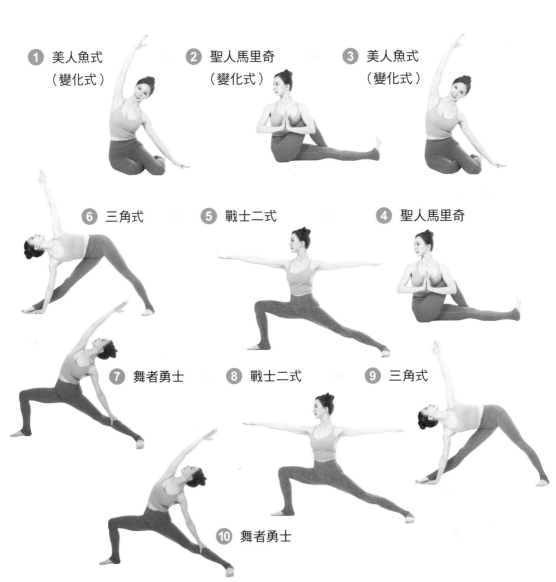

1 美人魚式
（變化式）

2 聖人馬里奇
（變化式）

3 美人魚式
（變化式）

6 三角式

5 戰士二式

4 聖人馬里奇

7 舞者勇士

8 戰士二式

9 三角式

10 舞者勇士

196

30分鐘紓緩**修復課程**

請依序進行密集與中等課程後進入大休息

掃碼看影片　掃碼看影片

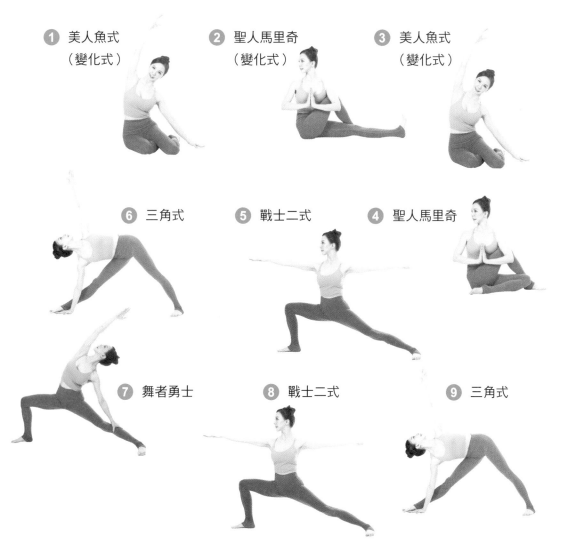

① 美人魚式（變化式）

② 聖人馬里奇（變化式）

③ 美人魚式（變化式）

⑥ 三角式

⑤ 戰士二式

④ 聖人馬里奇

⑦ 舞者勇士

⑧ 戰士二式

⑨ 三角式

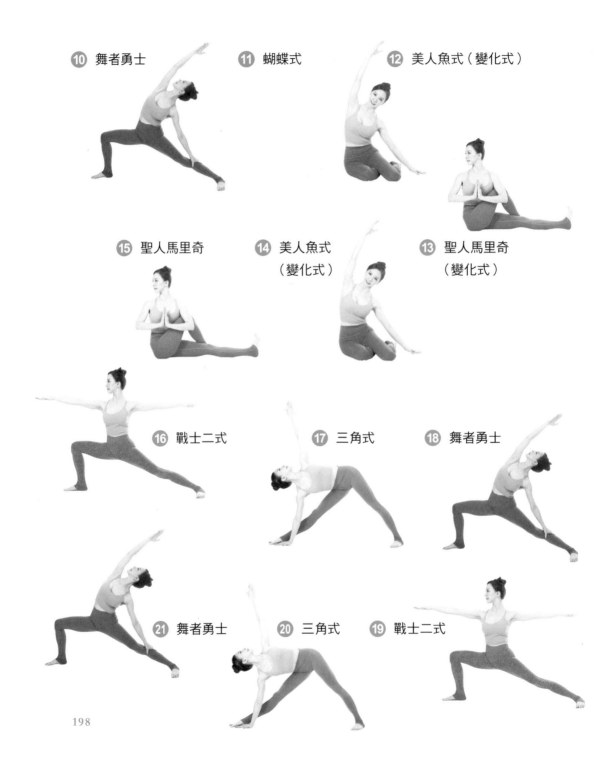

⑩ 舞者勇士　　　⑪ 蝴蝶式　　　⑫ 美人魚式（變化式）

⑮ 聖人馬里奇　　⑭ 美人魚式　　　⑬ 聖人馬里奇
　　　　　　　　　（變化式）　　　　　（變化式）

⑯ 戰士二式　　⑰ 三角式　　⑱ 舞者勇士

㉑ 舞者勇士　　⑳ 三角式　　⑲ 戰士二式

運動表現
YOGA

運動的表現好壞與否時常取決於身體的力量，包括肌力、肌耐力、柔軟度、BMI（即肌肉和脂肪的比例）、心肺功能，而這也是體適能（身體適應生活的能力）的一環。

在運動時，例如：跑步、舉重等任何動作，尤重來自海底輪的力量、與地板的連結，也就是扎根的感覺。在運動的表現，若是柔軟度、肌力或肌耐力不足就無法達到動作的穩定性，而柔軟度不好也會造成肌力無法得到很好的平衡。本篇的動作有很多訓練肌力、肌耐力，甚至敏捷、控制的練習，而這更要配合呼吸，才會有很好的表現。

［強化核心］

掃碼看影片

序 列 強 度	★★
症 狀 成 因	核心肌群是支撐身體機能最主要的肌肉群，但現代人久坐、少運動，尤其是很少動到腹部、臀部前後的肌肉，使得肌肉無法支撐身體的重量，久而久之，腰痠背痛就找上自己了。
好 發 族 群	缺乏運動、核心無力者
訓 練 重 點	加強核心肌肉群、燃燒腹部脂肪
序 列 動 作	船式 → 棒式（變化式）
組　　數	每組動作 2 次

動作序列

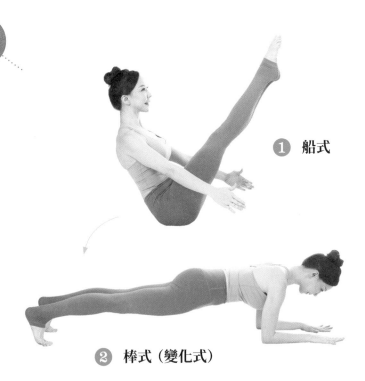

❶ 船式

❷ 棒式（變化式）

200

［平衡感］

序 列 強 度	★★★
症 狀 成 因	人類是很需要平衡的物種,當我們站立時,若沒有腳掌與每個腳掌關節的控制和往上延伸的力量與支撐,當站姿錯誤時,就會造成平衡感不好,進而影響到腿部的形狀,而造成 X 型腿或 O 型腿。
好 發 族 群	腳掌無力者、X 或 O 型腿
訓 練 重 點	加強腳掌支撐力、訓練腿部肌群
序 列 動 作	山式 → 樹式 → 鷹式
組　　數	每組動作 2 次
不適用族群	腳掌扭傷者、腿部受傷者

掃碼看影片

動作序列

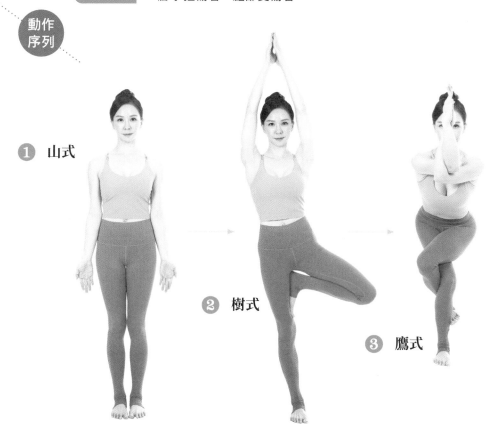

❶ 山式

❷ 樹式

❸ 鷹式

［柔軟度］

掃碼看影片

序列強度	★★
症狀成因	柔軟度不好的人通常也會有筋膜僵硬的問題，而這多數也與久坐造成大腿後側肌肉太緊繃、無法拉長有關。有些人天生就柔軟度較差，而這也與身體的穩定性、控制能力有很大的關聯。
好發族群	腰椎僵硬者、腿部肌肉緊繃者
訓練重點	加強大腿後腱肌群
序列動作	坐姿前彎（變化式）→ 牛面式
組　　數	每組動作 2 次

動作
序列

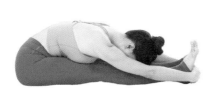

1 坐姿前彎（變化式）

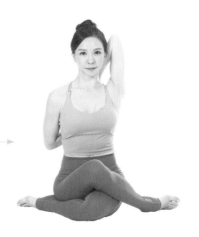

2 牛面式

［ 穩定度 ］

序列強度 ── ★★★

症狀成因 ── 身體的穩定度、柔軟度及平衡性都是相輔相成的，當柔軟度不好，也意味著穩定度不足，同樣地，平衡性不夠的人，也會造成練習瑜伽時無法達到穩定度，而這同時也表現在練習時，身體容易晃動或不適。

掃碼看影片

好發族群 ── 平衡不佳者

訓練重點 ── 加強身體穩定與平衡度

序列動作 ── 虎式 → 戰士三式 → 下犬式

組　　數 ── 每組動作 2 次

不適用族群 ── 高血壓患者

動作
序列

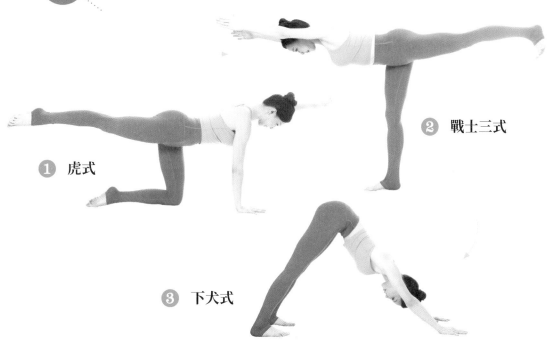

① 虎式

② 戰士三式

③ 下犬式

［協調性］

掃碼看影片

序列強度 ── ★★

症狀成因 ── 若想讓身體靈活、自在,協調性非常重要。
有些人在走路時容易因自己的腳而被絆倒,
也有人無法完成簡單的手指動作,這都是協
調性、左右腦的平衡出問題。

好發族群 ── 容易無故跌倒者、平衡感不好者

訓練重點 ── 加強左右腦平衡

序列動作 ── 掌心交替旋轉(變化式)

組　　數 ── 每組動作 4 次

動作
序列

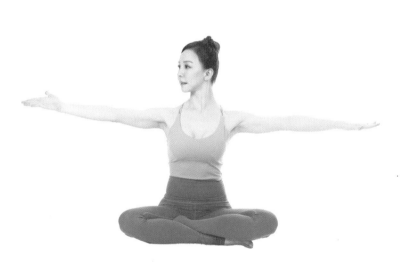

❶ 掌心交替旋轉(變化式)

［延展性］

序列強度	★★★★
症狀成因	延展性是身體雙邊的伸展、拉長,並非固定一邊的拉長或伸展,若沒有時常練習,身體的延展性會變差,造成瑜伽的動作無法到位、流暢。
好發族群	無
訓練重點	延伸腰部與臀部肌肉
序列動作	旋轉頭碰膝式 → 舞者式
組 數	每組動作 2 次
不適用族群	腰椎受傷者

掃碼看影片

動作序列

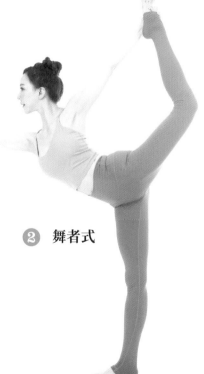

② 舞者式

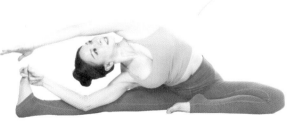

① 旋轉頭碰膝式

運動表現——協調性・延展性　　205

［持久度］

序 列 強 度 ── ★★★

症 狀 成 因 ── 持久度也是我們心理的耐力、毅力,當耐心、
毅力、專注力不足時,自然無法擁有好的持
久度,而持久度也與海底輪有關,當海底輪
不平衡時,相對地,也會造成持久度差。

掃碼看影片

好 發 族 群 ── 耐心或毅力不足者、專注力不足者

訓 練 重 點 ── 平衡海底輪、加強大腿核心肌肉

序 列 動 作 ── 戰士一式 → 戰士二式

組　　數 ── 每組動作 2 次

不 適 用 族 群 ── 腿部受傷者

動作
序列

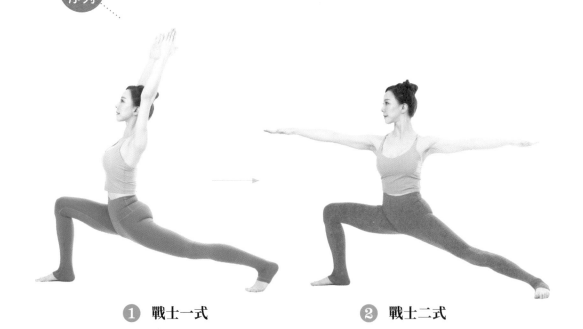

1 戰士一式　　　　　　**2** 戰士二式

［專注力］

掃碼看影片

序列強度 ── ★

症狀成因 ── 現代人的步調快，手機、網路等讓我們接受訊息的機會多，導致越來越缺乏專注力，尤其是孩子普遍很容易分心，所以要學習專注力、放下來到內心裡的各種雜訊。我們可以藉由靜坐、蓮花式的盤腿、啟動眉心輪，把專注力回到自己。

好發族群 ── 容易分心者、孩童

訓練重點 ── 啟動眉心輪、靜心

序列動作 ── 蓮花式（變化式）

組　　數 ── 每組動作 2 次

動作
序列

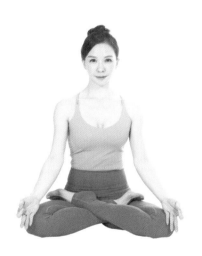

① 蓮花式（變化式）

［拉筋］

序列強度 —— ★★★

症狀成因 —— 筋膜是讓身體是否柔軟，以及練習瑜伽時是
否能夠釋放身體肌肉的重要因素之一，柔軟
度差的人，相對地筋膜也會較僵硬，而在拉
筋的過程中，需要配合呼吸做延展，才能達
到好的效果。

掃碼看影片

好發族群 —— 筋骨僵硬者

訓練重點 —— 鬆開骨盆、增加柔軟度

序列動作 —— 坐角式 → 鴿式

組　　數 —— 每組動作 2 次

不適用族群 —— 骨盆受傷者

動作
序列

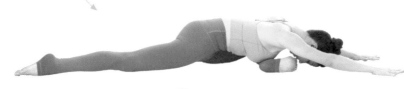

❶ 坐角式

❷ 鴿式

［修復平衡］

序 列 強 度	★
症 狀 成 因	在瑜伽的練習過程中，往往需要許多伸展、拉筋動作，做完上述動作後，必須進行反向的平衡、修復練習，才能避免身體受傷，若少了這個動作，可能會造成身體受傷。
好 發 族 群	過於勉強肌肉者、急性子
訓 練 重 點	修復、平衡過度拉展的肌肉
序 列 動 作	蛇式 → 孩童式
組 數	每組動作 2 次
不適用族群	椎間盤突出者

掃碼看影片

動作序列

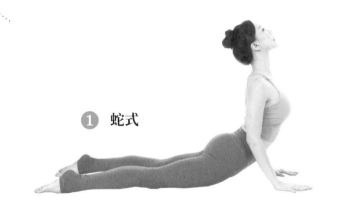

① 蛇式

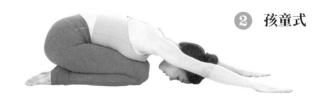

② 孩童式

[運動表現]

10分鐘密集修復課程

組數 — 依序進行，每組進行兩次

掃碼看影片

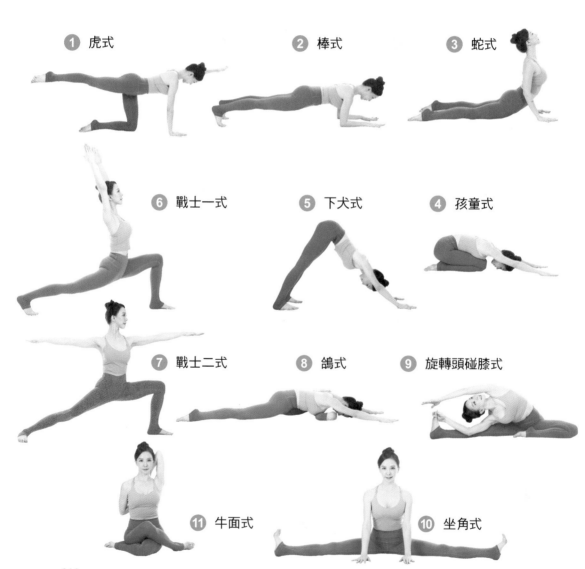

1 虎式

2 棒式

3 蛇式

6 戰士一式

5 下犬式

4 孩童式

7 戰士二式

8 鴿式

9 旋轉頭碰膝式

11 牛面式

10 坐角式

20分鐘中等修復課程

組數 —— 依序進行，每組進行兩次

掃碼看影片

① 蓮花式

② 掌心交替旋轉

③ 下犬式

⑤ 舞者式

④ 戰士三式

⑥ 樹式

⑦ 鷹式

⑧ 坐姿前彎（變化式）

⑩ 牛面式

⑨ 旋轉頭碰膝式

30分鐘紓緩修復課程

請依序進行密集與中等課程後進入大休息

掃碼看影片　掃碼看影片

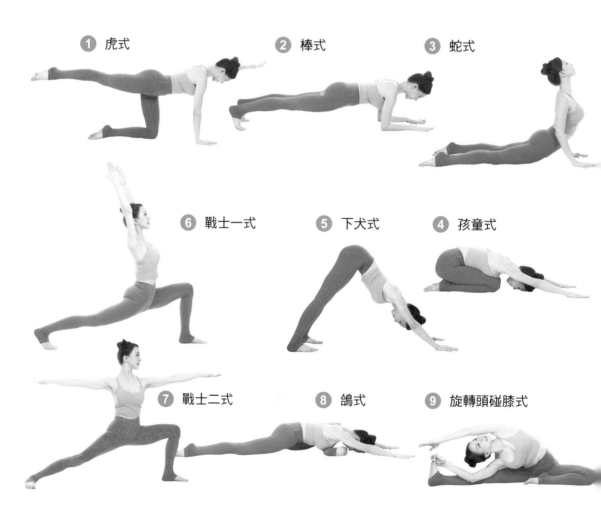

1 虎式　　**2** 棒式　　**3** 蛇式

6 戰士一式　　**5** 下犬式　　**4** 孩童式

7 戰士二式　　**8** 鴿式　　**9** 旋轉頭碰膝式

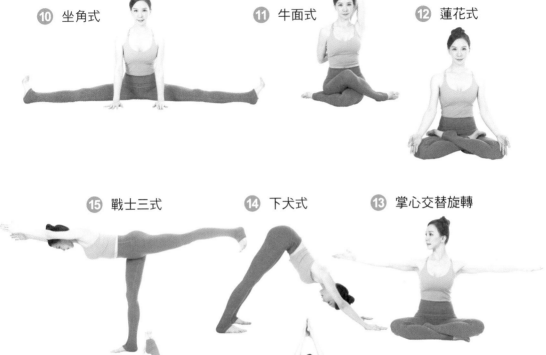

⑩ 坐角式　　　⑪ 牛面式　　　⑫ 蓮花式

⑮ 戰士三式　　　⑭ 下犬式　　　⑬ 掌心交替旋轉

⑯ 舞者式　　　⑰ 樹式　　　⑱ 鷹式

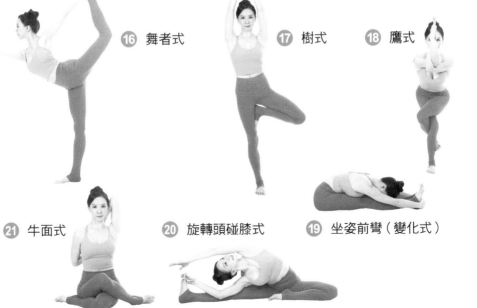

㉑ 牛面式　　　⑳ 旋轉頭碰膝式　　　⑲ 坐姿前彎（變化式）

減緩慢性疼痛
與老化
YOGA

現在的社會已經慢慢進入老年化的階段，而
且也有不少文明病產生，包括肩頸痠痛、下
背疼痛、媽媽手等身體的不適、肌肉退化。
在本篇的訓練著重增加身體的靈活度、柔軟
度、肌力等。如果肌肉一直在退化的狀態
下，就會讓身體的能力越來越差，因此，好
好地動起來、強化身體的力量，才不會越來
越痛。

［肩頸痠痛］

序列強度	★★
症狀成因	無論是姿勢、肌肉緊繃都會造成肩頸痠痛，而這也是現代每個人都會有的狀態。長期肩頸姿勢不良會造成斜角肌、胸鎖乳突肌、提肩夾肌、上斜方肌等過度緊繃，而相對的菱型肌、下斜方肌卻無力，造成肩頸痠痛感。此外，習慣性駝背，也是造成肩頸痠痛、胸悶，甚至心情不好的主凶。
好發族群	駝背者、習慣肩頸緊繃者
訓練重點	加強菱型肌、訓練下斜方肌
序列動作	頸部伸展 → 魚式（變化式）→ 掌心交握伸展
組　　數	每組動作 2 次
不適用族群	嚴重駝背者

掃碼看影片

動作序列

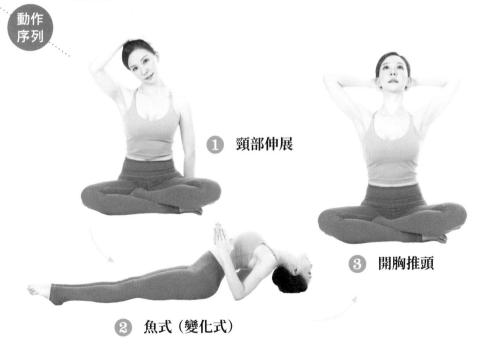

① 頸部伸展

② 魚式（變化式）

③ 開胸推頭

［媽媽手］

序列強度	★★
症狀成因	造成媽媽手的主因原因並不是媽媽抱孩子久了才會有的毛病，很多人拿或提東西的姿勢錯誤，也可能有媽媽手，這是因為手掌的大拇指，也就是橈側發炎了。
好發族群	抱孩子的媽媽、時常提重物者
訓練重點	展淺前臂線、深前臂線
序列動作	掌心畫圓 → 牛面式
組　　數	每組動作 2 次
不適用族群	手掌橈側嚴重發炎者

掃碼看影片

動作序列

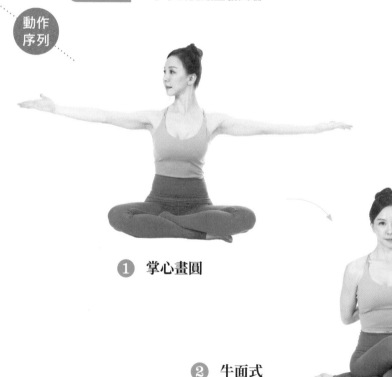

1 掌心畫圓

2 牛面式

［下背痠痛］

序列強度 — ★★

症狀成因 — 下背的範圍很廣，包括肩胛骨以下直到臀部以上的部位，而下背痠痛的人通常容易有久坐、少活動的問題，甚至是孕婦、中年腹部發福的人，也容易因為負擔過大而下背痠痛。下背就像身體的橋梁，如果骨盆後側的核心支撐性不夠，或有骨盆前傾或前移的人，都會造成下背很大的負擔。

掃碼看影片

好發族群 — 骨盆前傾者、久坐者

訓練重點 — 放鬆背部肌肉

序列動作 — 貓式 → 牛式 → 孩童式

組　　數 — 每組動作 2 次

動作序列

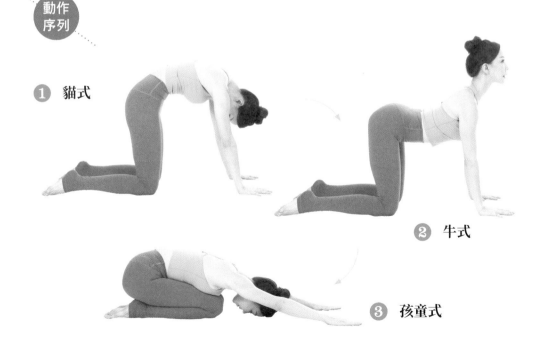

① 貓式

② 牛式

③ 孩童式

［肌肉退化］

序列強度 —— ★★★

症狀成因 —— 人體的肌肉就好比一台機器一樣,用就了會
開始老化、不常使用也有可能會造成退化,
而這樣的退化往往先從腿部開始。若想要讓
肌肉不要太早退化,便需要多動、強化腿部,
讓身心達到平衡的狀態。

好發族群 —— 腿部肌肉無力者

訓練重點 —— 訓練雙腿的力量

序列動作 —— 幻椅式 → 戰士二式

組　　數 —— 每組動作 2 次

動作
序列

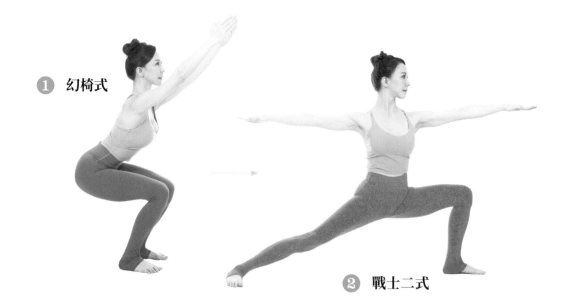

① 幻椅式

② 戰士二式

［膝關節疼痛］

序列強度	★★★
症狀成因	膝蓋是很脆弱的部位，如果大腿內側與外側的肌肉不平衡，以及四頭肌的力量不足，位於膝蓋內側的半月軟骨就容易被磨損，甚至十字韌帶都會被影響，導致膝蓋長年磨損而造成疼痛。
好發族群	膝關節退化
訓練重點	伸展大腿內側、加強腹部核心
序列動作	坐角式 → 百式
組　　數	每組動作 2 次

掃碼看影片

動作序列

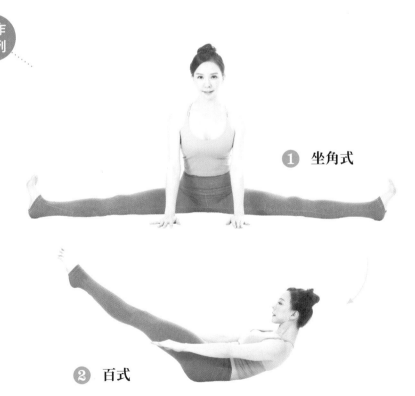

❶ 坐角式

❷ 百式

［腰部痠痛］

序列強度 — ★★

症狀成因 — 腰部和背部痠痛是現代很多人都會有的問題，大多是因為久坐或駝背引起的，這是因為久坐造成腰部肌肉無力、僵硬，當肌肉無法撐起身體的重量時，自然就會讓腰部痠痛，若不盡快改正這些習慣，有可能造成椎間盤突出等更嚴重的問題。

好發族群 — 腰部肌肉無力者、彎腰駝背者

訓練重點 — 延展脊椎、拉長胸椎

序列動作 — 聖人馬里奇 → 孩童式

組　　數 — 每組動作 2 次

掃碼看影片

動作
序列

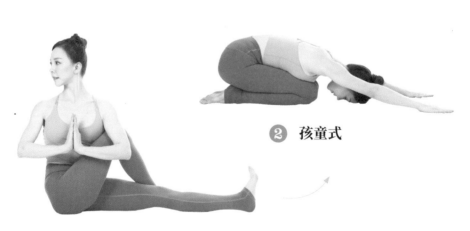

❷ 孩童式

❶ 聖人馬里奇

［骨骼退化］

序列強度 ── ★★★

症狀成因 ── 雖說年紀漸長，骨質會流失、骨骼也會退化，但現代人因為不運動或很少曬太陽，導致年紀輕輕便面臨骨骼退化的情況，這時，建議做些簡單的重量訓練，讓骨骼加壓，也能夠增加骨骼吸收的效能、增加骨質密度。

好發族群 ── 不運動者、年長者

訓練重點 ── 加強下肢力量

序列動作 ── 戰士一式 → 戰士二式

組　　數 ── 每組動作 2 次

掃碼看影片

動作
序列

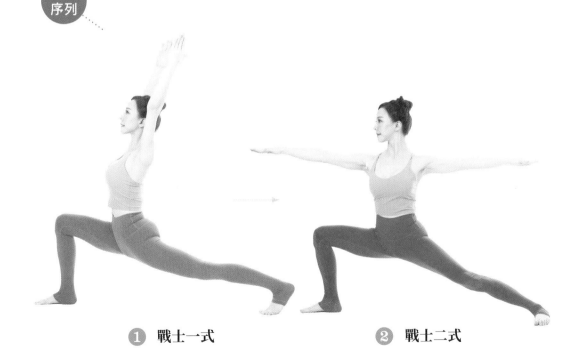

① 戰士一式　　　② 戰士二式

綜合
訓練

[減緩慢性疼痛與老化]
10分鐘密集修復課程

組數 —— 依序進行，每組進行兩次

掃碼看影片

① 頸部伸展

② 牛面式

③ 貓式

⑥ 下犬式

⑤ 孩童式

④ 牛式

⑦ 戰士一式

⑧ 戰士二式

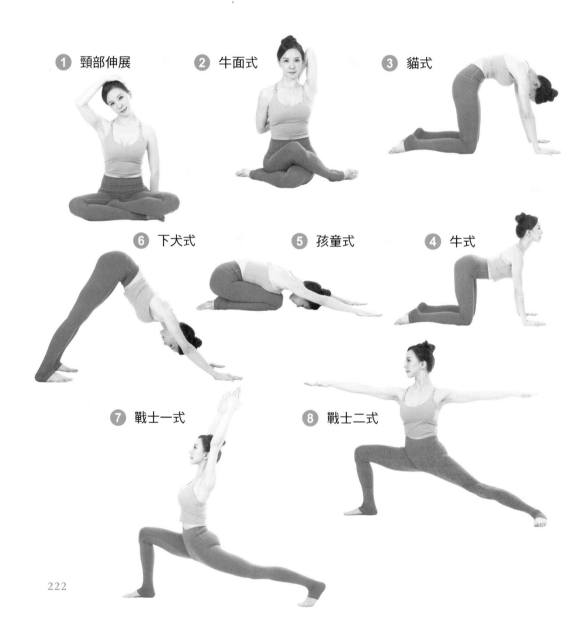

[減緩慢性疼痛與老化]
20分鐘中等修復課程

組數 —— 依序進行，每組進行兩次

掃碼看影片

① 手臂畫圓　　　　② 貓牛式　　　　③ 下犬式

⑥ 聖人馬里奇　　　⑤ 孩童式　　　　④ 前彎、幻椅式

⑦ 坐角式、百式　　⑧ 魚式（變化式）　⑨ 戰士一式

⑫ 開胸推頭　　　　⑪ 幻椅式、前彎　　⑩ 戰士二式

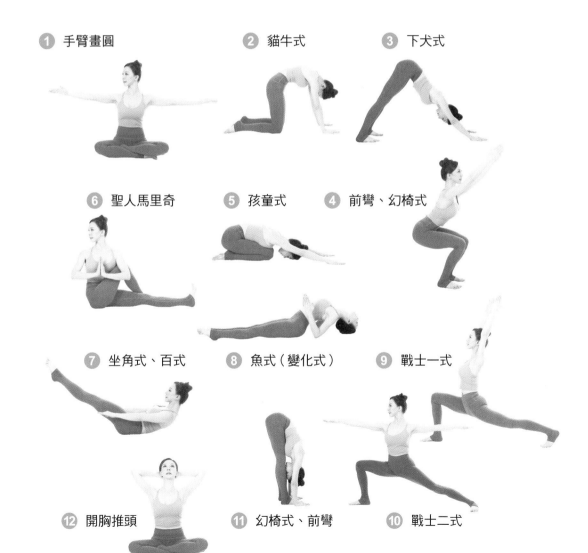

[減緩慢性疼痛與老化]
30分鐘紓緩**修復課程**
請依序進行密集與中等課程後進入大休息

掃碼看影片　掃碼看影片

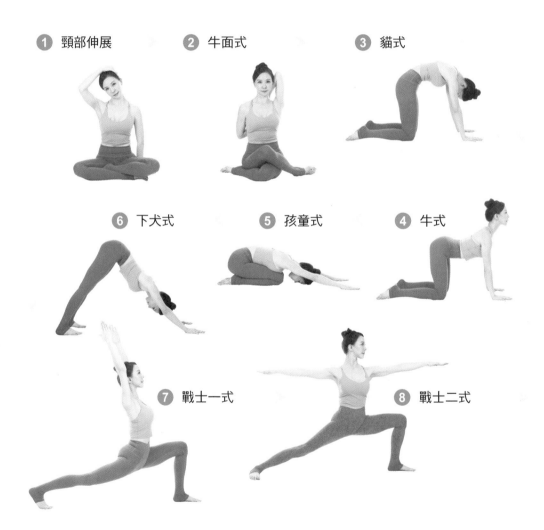

① 頸部伸展　② 牛面式　③ 貓式

⑥ 下犬式　⑤ 孩童式　④ 牛式

⑦ 戰士一式　⑧ 戰士二式

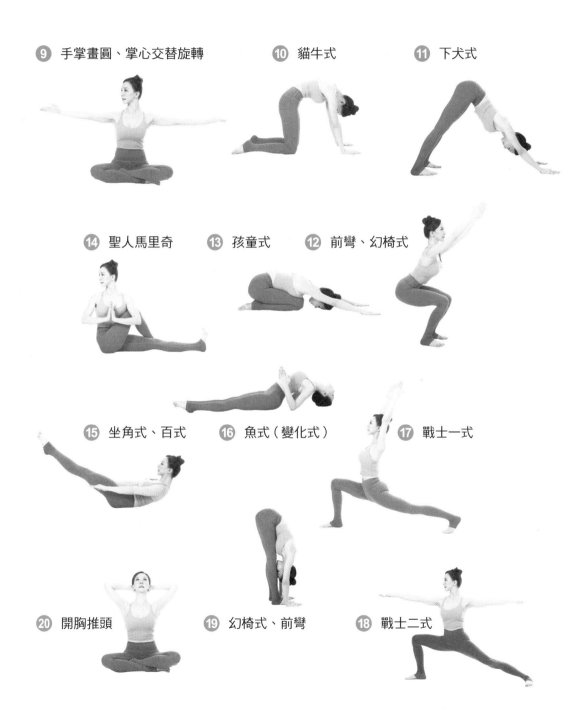

⑨ 手掌畫圓、掌心交替旋轉

⑩ 貓牛式

⑪ 下犬式

⑭ 聖人馬里奇

⑬ 孩童式

⑫ 前彎、幻椅式

⑮ 坐角式、百式

⑯ 魚式（變化式）

⑰ 戰士一式

⑳ 開胸推頭

⑲ 幻椅式、前彎

⑱ 戰士二式

代謝排毒

YOGA

進入工業化、快步調的社會後，在我們的生活環境裡，像是空氣、水等都充滿各種污染和毒素，這也讓身體在不知不覺中累積不少毒素，不僅對身體有所影響，甚至連情緒都會變得不好。想要排毒，除了保持好心情外，增加代謝也非常重要的。

本篇的體式會著重在得以讓身體做好環保的運動，以幫助體內循環、達到更好的代謝效果，對於消除水腫、靜脈曲張或新陳代謝等問題都可以一併改善。

［久坐水腫］

序列強度 —— ★★★

症狀成因 —— 有人說下肢就像是人體的第二個心臟，若下肢無力或水腫，會讓全身都受到影響。如果常常久坐，就會發現自己的下肢容易腫脹，這是因為維持相同姿勢太久，便會造成下肢的血液循環不好，使毒素無法代謝、水腫等問題。

掃碼看影片

好發族群 —— 久坐上班族、下肢水腫者

訓練重點 —— 增加下肢往上的力量

序列動作 —— 戰士二式 → 三角式

組　　數 —— 每組動作 2 次

動作序列

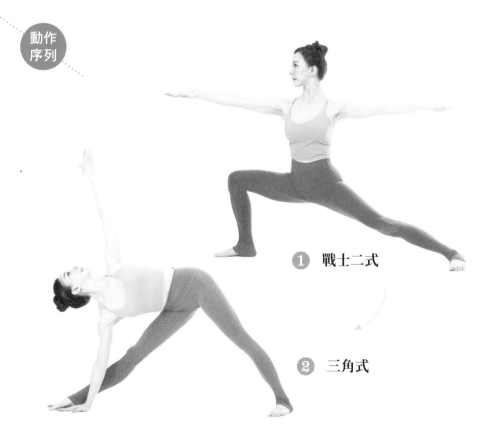

① 戰士二式

② 三角式

［靜脈曲張］

序列強度 —— ★★

症狀成因 —— 相對於久坐水腫，靜脈曲張則是出現在久站
者的問題，這時會在小腿部位出現如同蚯蚓
形狀的血管。必須要注意的是，當發生靜脈曲
張時，便不建議再做腿部的肌力訓練，而是用
伸展、抬腿約 45 度等方式來放鬆腿部肌肉。

好發族群 —— 久站者

訓練重點 —— 加強腿部代謝、伸展腿部肌肉

序列動作 —— 旋轉頭碰膝式（變化式）→ 坐角式

組　　數 —— 每組動作 2 次

掃碼看影片

動作
序列

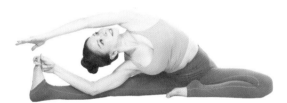

1 旋轉頭碰膝式（變化式）

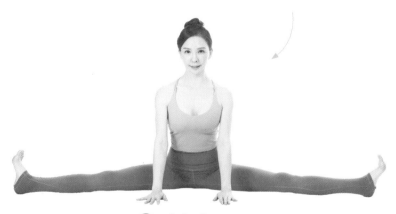

2 坐角式

［脹氣／消化不順］

序列強度	★★
症狀成因	現代人時常吃得很急、暴飲暴食等，有時用完餐後無法好好消化又繼續工作、運動，再加上緊張、壓力大等精神因素，久而久之就會有消化不順、脹氣等腸胃不適的問題。
好發族群	容易緊張、吃東西太快
訓練重點	扭轉腹部肌肉、排出胃部空氣
序列動作	聖人馬里奇 → 倒膝
組　　數	每組動作 2 次
不適用族群	胃痛、有嘔吐現象者

掃碼看影片

動作
序列

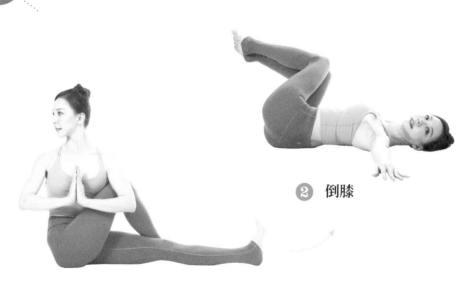

② 倒膝

① 聖人馬里奇

［ 胸悶 ］

序列強度 — ★★★

症狀成因 — 現代人習慣低頭滑手機或使用電腦，造成很多的低頭族，使得胸悶狀況越來越多，長期胸悶會造成垂頭喪氣、心情越來越不好。打開心胸除了讓心情變好外，也可以預防很多疾病，更能夠改善女性常見的乳房問題。

掃碼看影片

好發族群 — 低頭族、心情低落者

訓練重點 — 打開胸廓

序列動作 — 駱駝式 → 孩童式 → 弓式

組　　數 — 每組動作 2 次

不適用族群 — 椎間盤突出者

動作序列

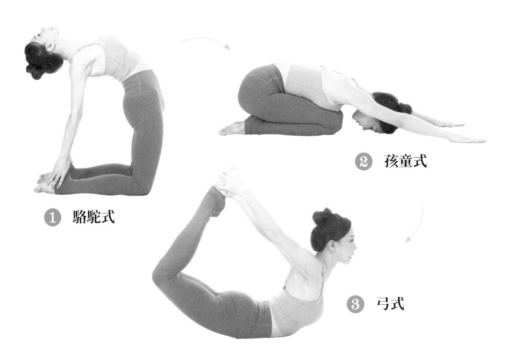

① 駱駝式

② 孩童式

③ 弓式

［肝臟排毒］

序列強度 ─ ★★★

症狀成因 ─ 肝臟是人體最重要的排毒器官,但由於現今的生活型態,像是晚睡、化學食物、空氣污染等,都會導致內臟堆積不少毒素,做好內臟的環保是現代人不可缺少的運動之一,而伸展脾、肝、腎的經絡也會讓內臟減輕負擔。

掃碼看影片

好發族群 ─ 肝臟功能不良者、睡眠品質差者

訓練重點 ─ 打開髖關節、伸展大腿內側

序列動作 ─ 束角式 → 鴿式

組　　數 ─ 每組動作 2 次

動作序列

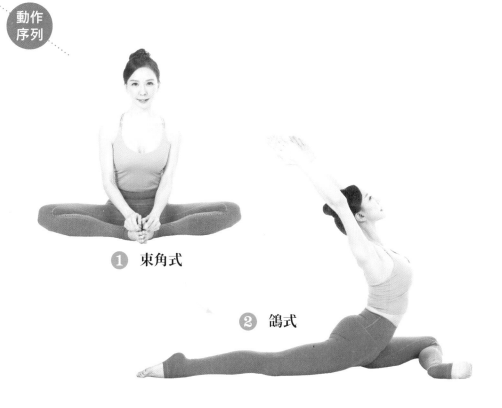

① 束角式

② 鴿式

［泌尿循環］

序列強度 ── ★★★

症狀成因 ── 尿液會讓體內的毒素隨著尿液排出體內，但有些人會因為工作性質、忙碌等原因，而會習慣憋尿，甚至有人因為怕上廁所而乾脆減少喝水。若長期憋尿可能會造成尿道發炎，嚴重者甚至會引發腎盂炎、敗血症等，千萬不可輕忽。

掃碼看影片

好發族群 ── 習慣憋尿者、水喝太少者

訓練重點 ── 伸展髖關節

序列動作 ── 新月式 → 坐角式

組　　數 ── 每組動作 2 次

動作
序列

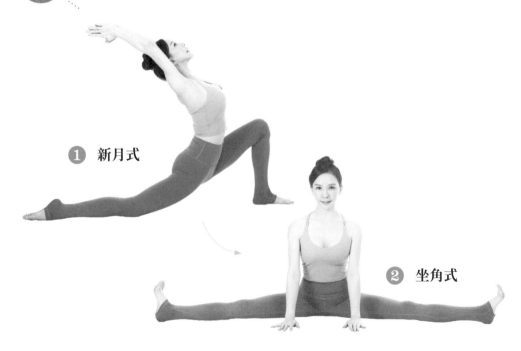

① 新月式

② 坐角式

［淋巴排毒］

序列強度	★★
症狀成因	淋巴是身體非常重要的循環系統，可以代謝身體多餘的毒素，但現代人普遍排毒功能差，這與生活習慣、運動不足、肌力差、壓力大等因素都息息相關。淋巴循環差的人，通常也會伴隨有氣血循環差、體內容易發炎等問題。
好發族群	生活習慣不好、排毒功能差者
訓練重點	伸展腋下與淋巴系統
序列動作	舞者勇士 → 牛面式
組　　數	每組動作 2 次

掃碼看影片

動作
序列

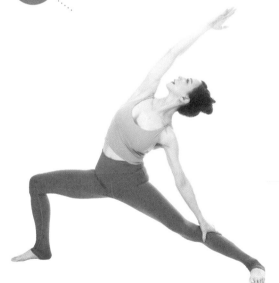

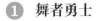

① 舞者勇士

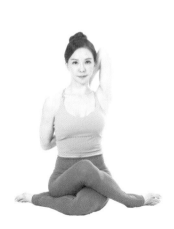

② 牛面式

［甲狀腺症狀］

序列強度 —— ★★★★

症狀成因 —— 現代人壓力大、荷爾蒙失調等，都有可能造成甲狀腺失調，無論是甲狀腺亢進或功能低下，都會造成身體的負擔，像是容易手抖、焦慮、心悸、心跳過慢等。若已經有甲狀腺疾病，除了多做相關伸展外，最重要的是一定要遵照醫囑做正規的治療。

掃碼看影片

好發族群 —— 壓力過大者、有家族史者

訓練重點 —— 伸展頸部肌肉、加強頸椎力量

序列動作 —— 魚式 → 犁式

組　　數 —— 每組動作 2 次

不適用族群 —— 嚴重駝背者

動作
序列

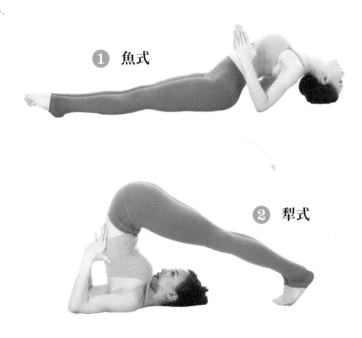

① 魚式

② 犁式

綜合
訓練

［代謝排毒］
10分鐘密集**修復課程**

組數 —— 依序進行，每組進行兩次

掃碼看影片

❶ 戰士二式　　❷ 舞者勇士　　❸ 新月式

❻ 聖人馬里奇　❺ 幻椅式　　❹ 下犬式

❼ 旋轉頭碰膝式　❽ 坐角式　　❾ 牛面式

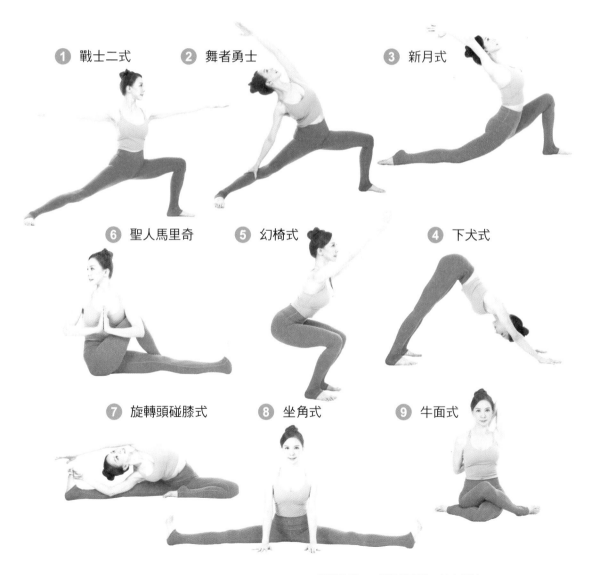

［代謝排毒］

20分鐘中等**修復課程**

組數 —— 依序進行，每組進行兩次

掃碼看影片

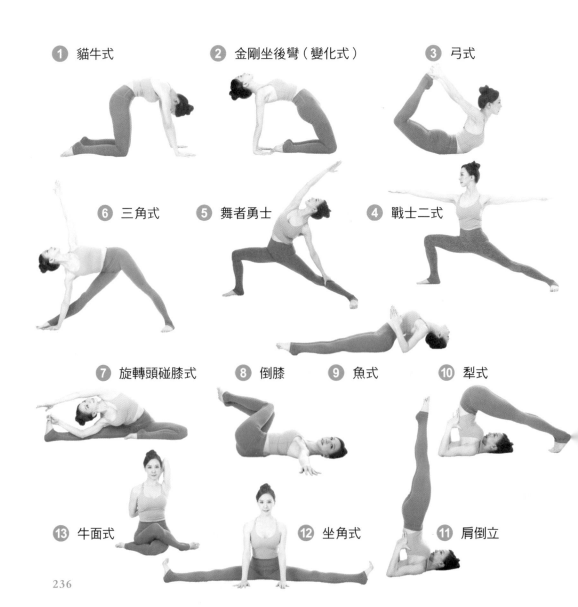

① 貓牛式　② 金剛坐後彎（變化式）　③ 弓式

⑥ 三角式　⑤ 舞者勇士　④ 戰士二式

⑦ 旋轉頭碰膝式　⑧ 倒膝　⑨ 魚式　⑩ 犁式

⑬ 牛面式　⑫ 坐角式　⑪ 肩倒立

30分鐘紓緩**修復課程**

請依序進行密集與中等課程後進入大休息

掃碼看影片　　掃碼看影片

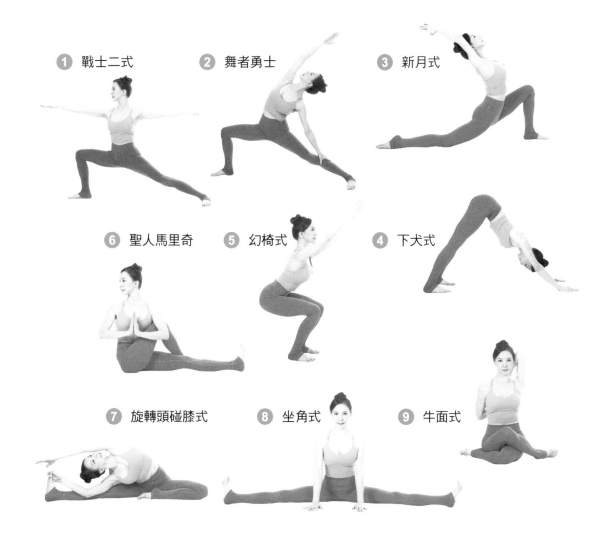

① 戰士二式　　**②** 舞者勇士　　**③** 新月式

⑥ 聖人馬里奇　　**⑤** 幻椅式　　**④** 下犬式

⑦ 旋轉頭碰膝式　　**⑧** 坐角式　　**⑨** 牛面式

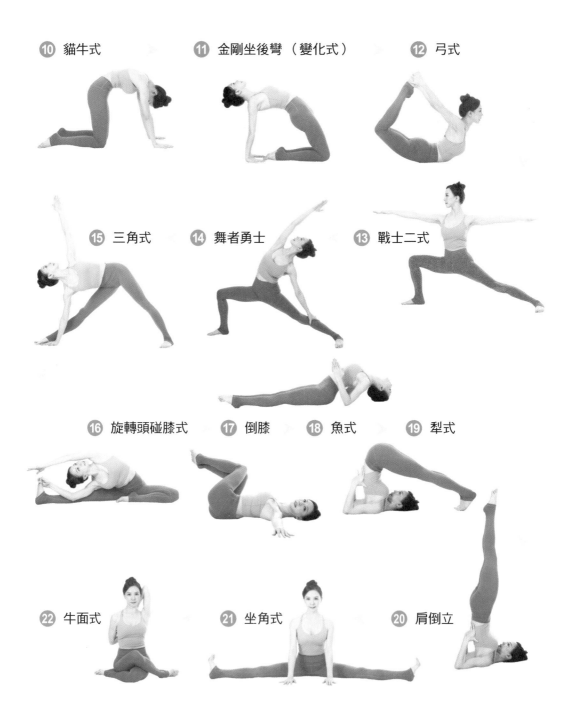

⑩ 貓牛式　　⑪ 金剛坐後彎（變化式）　　⑫ 弓式

⑮ 三角式　　⑭ 舞者勇士　　⑬ 戰士二式

⑯ 旋轉頭碰膝式　⑰ 倒膝　⑱ 魚式　⑲ 犁式

㉒ 牛面式　　㉑ 坐角式　　⑳ 肩倒立

精神／
心理層面
YOGA

現代人普遍因為生活型態的關係，在快速的環境下，很多訊息都不停地進入自己腦海中，造成壓力大、忙碌且無法靜下心來過生活，甚至無法與自己對話，這時應該學習安靜與靜坐。

瑜伽的用義是讓我們的心緒平靜、安穩、傾向旋止，或是讓心不要過度波動。因此，本篇的動作著重在靜心、放鬆，當持續進行練習時，就能讓心情沉澱、穩定下來。

［過勞］

序列強度	★★

症狀成因 — 過勞是現代人常見的狀態,在社會長期高壓、競爭下,工作、家庭兩頭燒的人比比皆是,若不懂得休息、放鬆,便可能造成過勞的現象。千萬不要小看過勞的問題,若身體已經不舒服,就應該好好休息,嚴重者有可能會突然猝死。

好發族群 — 老闆、工作壓力大者

訓練重點 — 放鬆全身肌肉

序列動作 — 孩童式 → 兔式

組　　數 — 每組動作 2 次

不適用族群 — 腰椎受傷者

動作序列

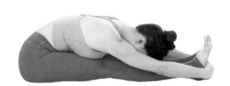

1 孩童式

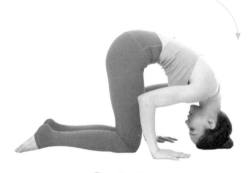

2 兔式

［憂鬱］

序列強度	★★
症狀成因	當步調快、壓力大時,無法每件事都盡如己意,這時部分人便會心情較憂鬱或壓抑。其實,我們的身體和心靈是可以連結的,當不開心或憂鬱時,也會造成身體的不適、甚至疼痛,若要避免上述狀況,多做太陽呼吸法,也可以讓心情愉悅起來。
好發族群	容易憂鬱、心情低落者
訓練重點	專注於呼吸、放鬆全身肌肉
序列動作	太陽呼吸法 → 金剛坐後彎
組　　數	每組動作 2 次
不適用族群	椎間盤突出者

掃碼看影片

動作序列

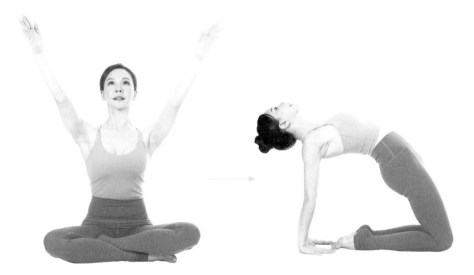

① 太陽呼吸法　　　　② 金剛坐後彎

［壓力］

序列強度 ── ★★

症狀成因 ── 現代人的生活節奏快速，幾乎每個人都會有
壓力大的狀態，這時，會發現自己連深呼吸
都感到困難、胸口疼痛。壓力會導致肩頸越
來越緊繃，當壓力大時，記得要讓自己的呼
吸好好地放慢、放沉、放勻，甚至放長。

好發族群 ── 生活步調快、壓力大者

訓練重點 ── 專注於呼吸、放鬆全身肌肉

序列動作 ── 蓮花座（變化式）→ 掌心交握伸展（變化式）

組　　數 ── 每組動作 2 次

掃碼看影片

動作
序列

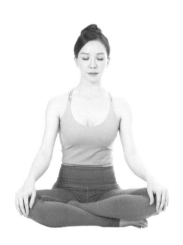

1 蓮花座（變化式）

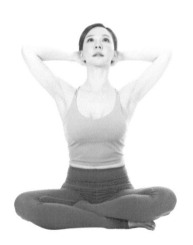

2 開胸推頭

［失眠］

序列強度	★

症狀成因 — 忙碌的生活造成我們的思緒每天都不停地轉動，即使到了睡覺時間也無法放鬆下來，久而久之便會造成失眠的問題。當然，有時身體的疼痛、不舒服，或是外在環境過於吵鬧、不適合睡眠等，也都是造成失眠的元兇之一。

掃碼看影片

好發族群 — 淺眠者、失眠者

訓練重點 — 放鬆全身肌肉

序列動作 — 癱屍式（變化式）→ 倒膝式（變化式）→ 大休息

組　　數 — 每組動作 2 次

動作序列

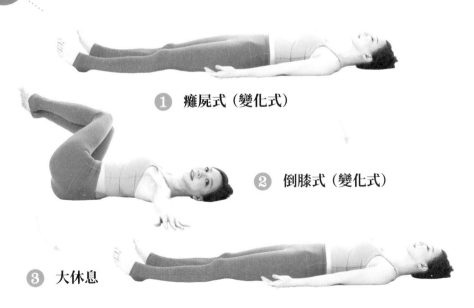

❶ 癱屍式（變化式）

❷ 倒膝式（變化式）

❸ 大休息

［缺乏自信］

序列強度 ——— ★★★★

症狀成因 ——— 有些人太過於在意他人對自己的評價、害怕失敗、找不到自我價值，或曾經因為被責備、挫折而否定自己等，往往一點小事就陷入自責的狀態，久了就會越來越不相信自己，也越來越缺乏自信。

好發族群 ——— 容易緊張、沒有自信者

訓練重點 ——— 提昇專注力、平衡身心

序列動作 ——— 山式 → 樹式 → 鷹式

組　　數 ——— 每組動作 2 次

掃碼看影片

動作序列

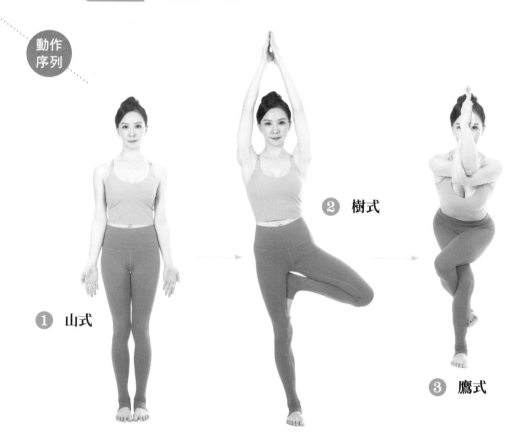

❶ 山式

❷ 樹式

❸ 鷹式

244

綜合
訓練

[精神／心理層面]
10分鐘密集修復課程

組數 ── 依序進行，每組進行兩次

掃碼看影片

① 靜坐

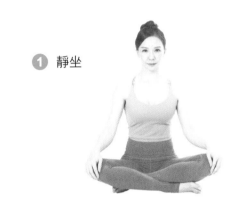

② 太陽呼吸

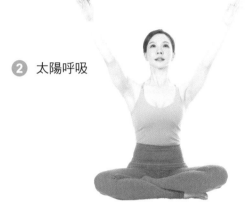

④ 兔式

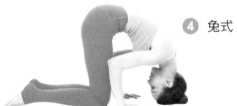

③ 孩童式

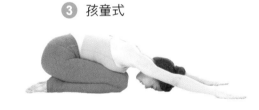

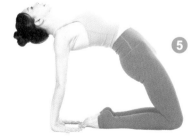

⑤ 金剛坐後彎

⑥ 孩童式

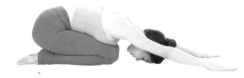

20分鐘中等**修復課程**

掃碼看影片

組數 ── 依序進行，每組進行兩次

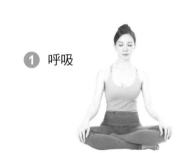

① 呼吸

② 頸部伸展

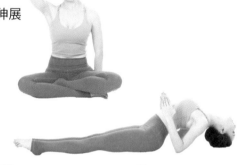

⑤ 新月

④ 下犬式

③ 魚式

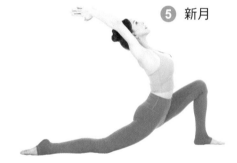

⑥ 坐姿前彎

⑦ 大休息

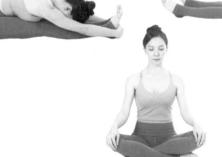

⑧ 盤腿坐姿

[精神／心理層面]
30分鐘紓緩修復課程

請依序進行密集與中等課程後進入大休息

掃碼看影片　掃碼看影片

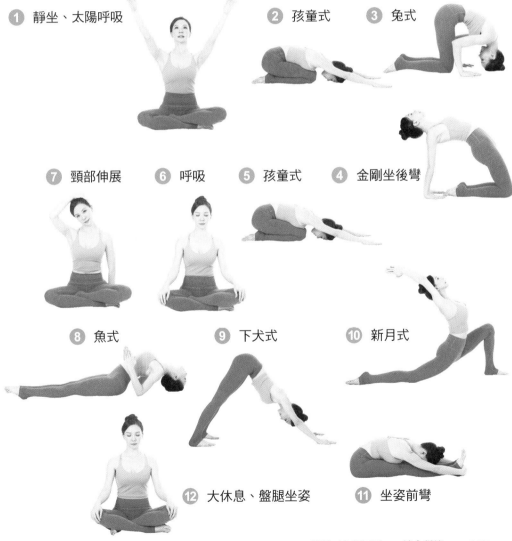

1 靜坐、太陽呼吸　　2 孩童式　　3 兔式

7 頸部伸展　　6 呼吸　　5 孩童式　　4 金剛坐後彎

8 魚式　　9 下犬式　　10 新月式

12 大休息、盤腿坐姿　　11 坐姿前彎

CHAPTER 4

瑜伽提斯
修復補給站

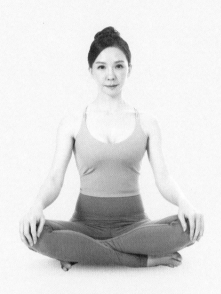

瑜伽提斯生活與飲食建議

- 慢活，覺察自己的需求
- 脈輪X香氛
- 飲食以清淡、方便為主

運動與飲食計畫表

- 運動建議
- 飲食計畫表

瑜伽提斯生活與飲食建議

慢活，覺察自己的需求

現代人的生活步調快，再加上科技產品多，網路和通訊軟體幾乎已經充斥著我們的生活，在空中傳遞的資訊無時無刻不影響自己，許多人在工作、家庭等生活中，彷彿不加快腳步，就會落後、被拋在原處，甚至退步。在這樣的壓力下，幾乎每個人都會有文明病、自律神經失調、精神狀況差、睡眠不足等問題。

為了讓自己更好，我們在運動、飲食、生活、休閒上，做了許多努力，卻忘記最該做的是覺察自己的需求、讓自己放慢腳步，適性而為。

以下提出幾點慢活、也有助於覺察自己的方式，給讀者做為參考：

找到當下的喜悅

對於我來說，在面對事情的決定過程，沒有絕對正確或錯誤的方式。

舉例來說，台灣東海岸的風景很美，乘坐火車邊欣賞美景、愜意的東遊是一趟很棒的旅程。但是，當我因為工作必須在一天內從台北到台東時，乘坐飛機快速到達目的地才是最好的方式。

為自己而活

在我身邊有許多例子，是人生的前半輩子汲汲營營、彷彿為別人而活，尤其是許多身兼母親與妻子角色的女性，直到老了、病了，想要為自己而活時，卻發現怎麼也走不動了。這時，無論怎麼懊悔都無法重新過人生了。

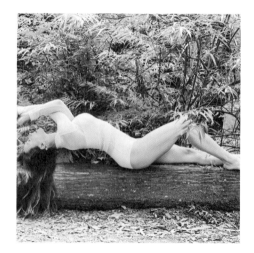

最近很流行給自己的「me time」，也就是屬於自己的時光，在能力許可的

範圍內，請盡力為自己而活，成為自己，而非某人的妻子或母親。

專注於每個當下

忙碌的生活讓我們得把自己分割成好幾個部分，吃飯的時候想著工作，工作的時候又必須思考其他事項，造成沒有辦法好好地把每件事做好，更糟的是，甚至連自己在做什麼都搞不清楚。

我的建議是，無論做任何事情，都讓自己專注其中，吃飯時專心咀嚼、工作時專注進行、睡覺時便安心入眠，在每個當下都活出最好的自己。

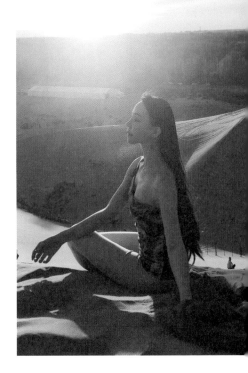

找回生活的樂趣

生活的每件事當然都不會盡如己意，更有許多無奈與不得不，如果是這樣，不妨試著找出這些不得不的樂趣。

舉例來說，找出吵鬧的小孩值得讓人讚美的純真與可愛、找出煩累的打掃值得讓人放鬆與獲得的成就感，以及夫妻間的鬥嘴、婆媳間的和諧等，若轉個念，都是讓自己得以感謝的樂趣。

原諒他人的過錯

當我們面對別人的錯誤或誤入他人的陷阱時，難免會責怪自己怎麼會那麼笨、不夠謹慎，甚至走不出那樣的陰影，這時，請務必記住一句話：「不要拿別人的錯誤懲罰自己。」

無論你停留在哪個過不去的坎，時光還是會不停流逝，與其讓自己困在錯誤的當下，不如放下，重拾快樂。

不生氣、不抱怨

對於人的一生來說，大多數會讓自己生氣或抱怨的事情，都是一瞬即逝的存

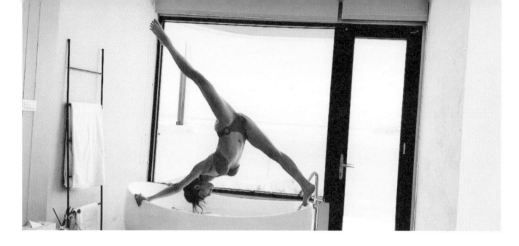

在。生氣會讓自己容易老，抱怨容易不滿足，想要過得開心、自在，少生氣、停止抱怨，才能夠對於現狀滿足。

脈輪 × 香氛

在第一章時，曾提及脈輪與精油的關係，每個脈輪都有適合的精油，以下便簡要介紹每種脈輪適合的精油。

第 1 脈輪：海底輪
位於會陰與肛門之間，對應腎上腺，和生存有關，主管生殖，泌尿，排泄器官。
- **推薦精油**：岩蘭草、生薑、廣藿香、歐白芷根、檜木、香柏木。

第 2 脈輪，生殖輪
對應性腺，與創造力相關，蘊含人類潛在能力，現代人除了有久坐不動導致的基地輪凝滯問題，性輪也有僵化現象。
- **推薦精油**：快樂鼠尾草、洋茴香、迷迭香、香草、依蘭依蘭、天竺葵、玫瑰草。

第 3 脈輪：臍輪
對應消化系統、肝腎。一個做好自己的人，才能具備幫助和療癒別人的能力，具有活化本我的脈輪。
- **推薦精油**：芫荽、肉豆蔻、甜茴香、小茴香、德國洋甘菊、豆蔻、葡萄柚、黑胡椒。

第 4 脈輪：心輪

心輪與愛的能量相關，對應心肺和冠狀動脈問題。

- **推薦精油**：玫瑰、茉莉、橙花、大馬士革玫瑰、花梨木。

第 5 脈輪：喉輪

重點在於表達，對應甲狀腺、新陳代謝問題，良好的表達能力有助於適應環境。

- **推薦精油**：茶樹、馬郁蘭、尤加利、綠薄荷、檸檬薄荷、香柏木、真正薰衣草。

第 6 脈輪：眉心輪

又稱為第三隻眼，對應松果體。強調直覺，眉心輪發達的人容易獲得感知能力。

- **推薦精油**：甜羅勒、雪松、桔葉、穗甘松、黑雲杉、西印度檀香、檜木、香柏木。

第 7 脈輪：頂輪

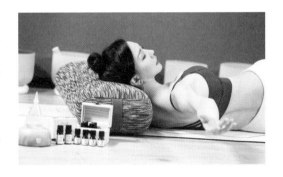

對應神經傳導物質，主題是超越和與自己合一，打開頂輪靈性，接收世間豐富的信息。

- **推薦精油**：檀香、墨西哥沉香、蓮花、芳樟、檜木、香柏木、真正薰衣草。

飲食以清淡、方便為主

在飲食上，我個人喜歡清淡、健康的飲食，也盡量以原型食物為主。在情況允許之下，建議自己煮食，也可以避免許多不必要的添加物和醬料，這是理想狀態，對於生活忙碌的現代人，卻很難做到。

考慮到天天外食幾乎已經是生活的常態，在飲食計畫表上，我將以外食常見、方便購買的食物為主，也可以避免太難辦到而打消念頭。

運動與飲食計畫表

運動建議

在運動的規劃上，我建議最好維持每週 6 天的運動習慣，而最後一天則為讓身體休息的日子。

現在，我們以第三章的症狀運動來做為說明和運動建議。

第三章裡有六種針對不同問題與症狀所做的動作序列，分別有矯正體態／姿勢、雕塑身材、運動表現、慢性疼痛與老化、代謝排毒、精神／心理層面，以及 10 分鐘密集修復課程、20 分鐘中等修復課程、30 分鐘紓緩修復課程。

首先，將六種問題與症狀做想要改善或加強的順序，例如：最想改善的是運動表現，便填上 1，再來是矯正體態／姿勢則是 2，以此類推。接著再想改善的第一順序進行 30 分鐘紓緩修復課程、第二順序則是 20 分鐘中等修復課程、第三順序是 1 0 分鐘密集修復課程，之後的第四五六順序則是分別進行 10 分鐘密集修復課程，而週一、三、五便依照前者的順序進行，後者則是週二、四、六的課程，週日讓身體休息。

接下來，以我自己本身為例，我的需求順序是：1. 運動表現、2. 矯正體態／姿勢、3. 精神／心理層面、4. 雕塑身材、5. 代謝排毒、6. 慢性疼痛與老化。

我的排序和運動時間便會如表格所示：

週一
運動表現：30 分鐘紓緩修復課程
矯正體態／姿勢：20 分鐘中等修復課程
精神／心理層面：10 分鐘密集修復課程

週二
雕塑身材：10 分鐘密集修復課程
代謝排毒：10 分鐘密集修復課程
慢性疼痛與老化：10 分鐘密集修復課程

週三
矯正體態／姿勢：30 分鐘紓緩修復課程
精神／心理層面：20 分鐘中等修復課程
運動表現：10 分鐘密集修復課程

週四
雕塑身材：10 分鐘密集修復課程
代謝排毒：10 分鐘密集修復課程
慢性疼痛與老化：10 分鐘密集修復課程

週五
精神／心理層面：30 分鐘紓緩修復課程
運動表現：20 分鐘中等修復課程
矯正體態／姿勢：10 分鐘密集修復課程

週六
雕塑身材：10 分鐘密集修復課程
代謝排毒：10 分鐘密集修復課程
慢性疼痛與老化：10 分鐘密集修復課程

週日 休息

以上，是我的運動建議表，您也可以跟著這種方式，做出屬於自己的瑜伽提斯運動表。只要持之以恆的照表操課，相信很快就會看得到成果喔！

飲食計畫表

　　以下的飲食計畫皆是以低熱量為主的飲食建議，在食譜中的每天餐點是可以互換的，也可以視自己的需求和實際狀況做調整。

第一週飲食計畫表

	早餐	午餐	晚餐
週一	全麥饅頭 1 顆、無糖豆漿 350ml、茶葉蛋 1 顆	糙米或五穀飯 1 碗、燙青菜只加醬油膏、滷白豆腐 1 塊、去皮滷雞腿 1 隻	五穀飯 1 碗、豆腐 1 塊、高麗菜 1 盤、海帶湯 1 碗、葡萄 15 顆
週二	雞蛋吐司一份、無糖豆漿 350ml	白飯 1 碗、燙地瓜葉 1 份、肝連清湯 1 碗、豆干 4 塊、雞蛋白 2 顆	紫米飯 1 碗、雞小腿 1 隻、龍鬚菜 1 碗、海帶湯 1 碗
週三	地瓜 1 顆（約手掌大）無糖豆漿 350ml、水煮蛋或茶葉蛋 1 顆	雞肉飯 1 碗、皮蛋豆腐、大陸妹 1 碟、紫菜湯 1 碗	雞肉飯 1 碗、皮蛋豆腐 1 份、大陸妹 1 碟、紫菜湯 1 碗
週四	鮮蔬蘋果三明治 1 份、無糖拿鐵 1 杯	花壽司 1 份（約 10 個）、味噌湯 1 碗、燙秋葵 1 盤	紅醬義大利麵 1 份、荷包蛋 1 顆、花椰菜 1 碗、無糖紅茶 1 杯
週五	香蕉一條、無糖豆漿 350ml、水煮蛋或茶葉蛋 1 顆	五穀飯一碗、清蒸魚排 1 片、高麗菜 1 碗、海帶湯 1 碗	五穀粽 1 顆、空心菜 1 碗、蛋花湯 1 碗、優格 100 毫升
週六	西梅貝果 1 份、無糖紅茶 350c.c.	蒟蒻麵 1 碗、茄汁鯖魚 100 克、燙青江菜 1 份（佐醬油膏橄欖油）、蛋 1 顆、豆干海帶 1 份	花壽司（約 10 個）、味噌湯 1 碗、秋葵 1 盤
週日	鮪魚蛋三明治 1 份、鮮奶一杯 350ml	五穀飯一碗、燙小白菜 1 份（淋橄欖油）、嫩豆腐 200 克、川燙蝦仁 140 克	五穀飯 1 碗、蒜泥白肉 5 片、西芹菜 0.5 碟、荷蘭豆 0.5 碟

第二週飲食計畫表

	早餐	午餐	晚餐
週一	雜糧饅頭一顆、無糖豆漿 350ml	乾麵 1 碗、滷豆腐 1 塊、燙小白菜佐醬油膏、茄汁鯖魚 60 克	蔬菜青醬義大利麵 1 份、洋蔥湯 1 碗、和風沙拉 1 份
週二	蔬菜蛋餅 1 份、無糖黑芝麻豆漿 350ml	蒟蒻麵 1 份、燙西蘭花佐醬油膏 1 份（約 100 克）、蒸鯛魚佐和風醬油（約 100 克）、水煮蛋 1 顆	胚芽米 1 碗、燙青菜 1 份、蛋花湯 1 碗、海帶 1 片、滷蛋 1 顆
週三	蔬菜蛋餅 1 份、、無糖鮮奶茶 350ml	味噌魚片小火鍋	越式春捲 2 捲、洋蔥湯 1 碗、義式油醋沙拉 1 碗
週四	橄欖油炒西蘭菜 1 份、班尼迪克蛋 1 份、無糖鮮奶茶 350ml	五穀雜糧麵包 1 顆、生菜沙拉 1 盤	五穀飯半碗、空心菜 1 碗、蛋花湯 1 碗、優格 100 毫升
週五	雞蛋燕麥吐司一份、無糖豆漿 350ml	白飯 1 碗、燙地瓜葉 1 份、雞胸肉清湯 1 碗、豆干 4 塊、雞蛋白 2 顆	紫米飯 1 碗、雞小腿 1 隻、龍鬚菜 1 碗、海帶湯 1 碗
週六	西梅貝果 1 份、無糖紅茶 350ml	蒟蒻麵 1 碗、茄汁鯖魚 100 克、燙青江菜 1 份（佐醬油膏橄欖油）、蛋 1 顆、豆干海帶 1 份	花壽司 (10 個一盒)、味噌湯 1 碗、秋葵 1 盤
週日	鮪魚蛋三明治 1 份、鮮奶 350ml	五穀飯 1 碗、燙小白菜 1 份（淋橄欖油）、嫩豆腐 200 克、川燙蝦胸肉 140 克	五穀飯 1 碗、蒜泥白肉 5 片、西芹菜 0.5 碟、荷蘭豆 0.5 碟

瑜伽提斯損傷修復全書

唐幼馨教你如何正確與肌、筋、骨對話，好好伸展、調整到位，
徹底解決駝背、脊椎側彎、骨盆前傾、肩頸痠痛、媽媽手、關節疼痛、
過勞、憂鬱、壓力、失眠等 55 個陳年問題

作　　者／唐幼馨
責任編輯／楊孟蓉
封面設計／黃舒曼、蔡藍恩
內頁設計／連紫吟、曹任華
動作攝影／林宗億
動作示範／唐幼馨

發 行 人／許彩雪
總 編 輯／林志恆
資深主編／梁志君
行銷企畫／林威志
出 版 者／常常生活文創股份有限公司
地　　址／106 台北市大安區信義路二段 130 號

讀者服務專線 / (02) 2325-2332
讀者服務傳真 / (02) 2325-2252
讀者服務信箱 / goodfood@taster.com.tw

法律顧問／浩宇法律事務所
總 經 銷／大和圖書有限公司
電　　話／ (02) 8990-2588
傳　　真／ (02) 2290-1628

製版印刷／大亞彩色印刷製版股份有限公司
初版一刷／ 2022 年 08 月
定　　價／新台幣 450 元
ISBN ／ 978-626-96006-1-8

國家圖書館出版品預行編目 (CIP) 資料

瑜伽提斯損傷修復全書：唐幼馨教你如何正確
與肌、筋、骨對話，好好伸展、調整到位，徹
底解決駝背、脊椎側彎、骨盆前傾、肩頸痠痛、
媽媽手、關節疼痛、過勞、憂鬱、壓力、失眠
等 55 個陳年問題 / 唐幼馨著 . -- 初版 . -- 臺北
市：常常生活文創股份有限公司, 2022.08
　　面；　公分
ISBN 978-626-96006-1-8（平裝）
1.CST：瑜伽　2.CST：運動健康
411.15　　　　　　　　　　　　　111011899

FB ｜ 常常好食　　網站 ｜ 食醫行市集　　填回函 贈好禮

ALL SPLENDID

感謝 AS 瑜珈運動服飾提供服裝贊助